Les ABC de la Gestion

Cours et exercices

1.

COMPTABILITÉ GÉNÉRALE

Édition actualisée
conforme aux nouvelles normes comptables

Les feuillets du présent volume sont DÉTACHABLES

J. MONTOUT

Lycées Professionnels et Formation continue

CASTEILLA

SOMMAIRE

Réimp 2006 – ISBN : 978-2-7135-2826-2

CHAPITRE 1

DE LA SITUATION DE L'ENTREPRISE AU BILAN

LE BILAN

PAIN ROYAL

Distinction emplois / ressources

- Deux amis, MM. DELVERT et ORTET, décident de créer une entreprise spécialisée dans la fabrication et la livraison de pizzas à domicile. Ils disposent respectivement de 12 000 € et 8 000 €.

  Le 1er octobre, date de création de l'entreprise, les apports sont disposés à la BNP sur le compte de la société PAIN ROYAL.

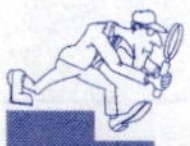

Pour la société PAIN ROYAL :

Les apports en capital de MM. DELVERT et ORTET représentent : ☐ *un emploi ?* ☐ *une ressource ?*

Le dépôt en banque des sommes apportées constitue : ☐ *un emploi ?* ☐ *une ressource ?*

- Complétez le tableau emplois/ressources au 1er octobre :

Emplois	**Entreprise PAIN ROYAL**		**Ressources**
	Montant		Montant
....	....	....	....

EPERVIER BLEU

Distinction emplois / ressources

- Le 15 novembre, M. GREGO crée un commerce de vente d'objets d'art sous la dénomination EPERVIER BLEU.

  Au 31 décembre, la situation de la société est la suivante :

  - Boutique .... 42 000 €
  - Mobilier .... 3 800 €
  - Objets d'art .... 37 300 €
  - Avoirs en banque .... 6 600 €
  - Avoirs en caisse .... 300 €
  - Capital .... 90 000 €

- Complétez le tableau emplois/ressources au 31 décembre :

Emplois	**Entreprise EPERVIER BLEU**		**Ressources**
	Montant		Montant
....	....	....	....
....	....	....	....
....	....	....	....
....	....	....	....
....	....	....	....
Total	....	Total	....

MAINE OCÉAN — *Établissement du bilan*

- Le 1er mars, lors de la création de la société MAINE OCÉAN spécialisée dans la vente d'articles de navigation, M. CÉSAR dépose sur le compte ouvert au nom de l'entreprise :
  - 25 000 € provenant de ses fonds propres constituant le capital de la société,
  - 9 000 € empruntés à un ami M. SENECHAL pour une durée de 3 ans.

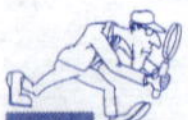

Pour la société MAINE OCÉAN :

Le total des sommes versées en banque s'élève à : ☐ *9 000 € ?* ☐ *25 000 € ?* ☐ *34 000 € ?*

Situation de la société au 1er mars :

Elle peut se résumer par un tableau appelé : ☐ *actif ?* ☐ *bilan ?* ☐ *passif ?*

Les ressources constituent : ☐ *l'actif ?* ☐ *le bilan ?* ☐ *le passif ?*

Les emplois constituent : ☐ *l'actif ?* ☐ *le bilan ?* ☐ *le passif ?*

- Complétez le bilan de la société MAINE OCÉAN au 1er mars.

Société MAINE OCÉAN

.... Bilan au 1er mars ....

	Montant		Montant
....	....	....	....
....	....	....	....
Total	....	Total	....

VINO VÉRITAS — *Établissement du bilan*

- M. LENOIR a créé la société VINO VÉRITAS, commerce de vins et spiritueux.

  Au 30 juin, la situation de la société est la suivante :
  - Local .... 21 100 €
  - Mobilier .... 4 100 €
  - Stocks de marchandises .... 6 200 €
  - Dû aux fournisseurs .... 1 400 €
  - Banque .... 2 700 €
  - Caisse .... 300 €
  - Capital .... 25 000 €
  - Emprunt .... 8 000 €

- Établissez le bilan de la société VINO VERITAS au 30 juin.

....

....

	Montant		Montant
....	....	....	....
....	....	....	....
....	....	....	....
....	....	....	....
....	....	....	....
Total	....	Total	....

COMORAN

Distinction emplois / ressources

- Indiquer, pour chaque élément du bilan de l'entreprise CORMORAN, s'il s'agit d'un emploi (E) ou d'une ressource (R) en inscrivant une croix dans la bonne colonne.

Éléments du bilan	E	R	Éléments du bilan	E	R
Matériel de bureau	....	....	Emprunt au Cédit de l'Est	....	....
Capital	....	....	Stocks de marchandises	....	....
Caisse	....	....	Dettes envers les fournisseurs	....	....
Crédits accordés aux clients	....	....	Immeuble	....	....
Banque	....	....	Mobilier	....	....

POLYNORIX

Établissement du bilan

- Les éléments du bilan de l'entreprise POLYNORIX au 30 juin sont regroupés dans le tableau ci-contre.

Dû aux fournisseurs	22 230	Emprunt à long terme	150 000
Stocks	X	Mobilier	17 180
de matières premières	38 570	Banque	9 360
Matériel de transport	39 420	Terrains	78 000
Crédits accordés aux clients	10 940	Stocks de produits finis	43 750
Chèques postaux	4 460	Matériel et outillage	175 630
Caisse	1 050	Constructions	423 870

- Établissez le bilan de la société POLYNORIX au 30 juin (le montant du capital est à déterminer).

....

....

	Montant		Montant
....	....	....	....
....	....	....	....
....	....	....	....
....	....	....	....
....	....	....	....
....	....	....	....
....	....	....	....
....	....	....	....
....	....	....	....
....	....	....	....
....	....	....	....
Total	....	Total	....

ROCHESSON

Établissement de bilan

- Établissez le bilan au 31 décembre de la société ROCHESSON d'après les éléments ci-contre.

Fournisseurs	2 560	Clients	2 170	Mobilier	4 840
Stocks de marchandises	11 850	Capital	110 000	Banque	2 860
Matériel de transport	9 230	Caisse	410	Local	81 200

....

....

	Montant		Montant
....	....	....	....
....	....	....	....
....	....	....	....
....	....	....	....
....	....	....	....
....	....	....	....
....	....	....	....
Total	....	Total	....

MODEL MAN

Établissement de bilan

- MM. MONTUS et OZEINE ont fondé la société MODEL MAN dont l'objet est la commercialisation de vêtements masculins. La situation de la société est la suivante au 15 octobre :

- Magasin .... 44 000 €
- Mobilier .... 7 900 €
- Stocks de vêtements .... 27 300 €
- Fournisseurs .... 5 400 €
- Capital .... 73 500 €
- Caisse .... 400 €
- B.N.P. .... 6 200 €
- Emprunt .... 15 000 €
- Clients .... 4 600 €
- Chèques postaux .... 3 500 €

- Établissez le bilan de la société MODEL MAN au 15 octobre.

....

....

	Montant		Montant
....	....	....	....
....	....	....	....
....	....	....	....
....	....	....	....
....	....	....	....
....	....	....	....
....	....	....	....
Total	....	Total	....

CHAPITRE 2

DU BILAN À LA CLASSIFICATION DES COMPTES DU PLAN COMPTABLE

LE PLAN COMPTABLE

BONAIGLE

Utilisation du Plan comptable

- La société BONAIGLE, spécialisée dans la vente d'articles de sport, présente le bilan suivant au 31 décembre.

Société BONAIGLE

Actif	Montant	Bilan au 31 décembre	Passif Montant
Magasin	11 000	Capital	30 000
Camionnette	7 350	Emprunt au Crédit d'Équipement	6 000
Ordinateur et imprimante	3 870	Dû au fournisseur de mobilier	680
Mobilier	1 280		
Stock d'articles de sport	9 420		
Créances sur les clients	380		
Avoirs en banque	3 110		
Espèces en caisse	270		
Total	36 680	Total	36 680

- Recherchez la nature de chaque élément du bilan en mettant une croix dans la colonne correspondante.

Éléments du bilan	Apport en capital ou emprunt	Biens durables (immobilisations)	Biens stockés	Valeurs monétaires	Crédits accordés ou obtenus
Avoirs en banque	....	....	....	....	....
Camionnette	....	....	....	....	....
Capital	....	....	....	....	....
Créances sur les clients	....	....	....	....	....
Dû au fournisseur de mobilier	....	....	....	....	....
Emprunt au Crédit d'Équipement	....	....	....	....	....
Espèces en caisse	....	....	....	....	....
Magain	....	....	....	....	....
Mobilier	....	....	....	....	....
Ordinateur et imprimante	....	....	....	....	....
Stocks d'articles de sport	....	....	....	....	....

- Recherchez dans votre Plan comptable général la classe de comptes correspondant à la nature de chaque élément du bilan, puis précisez le numéro et l'intitulé du compte à utiliser.

Classe 1 – Comptes de capitaux		
Cette classe regroupe les apports en capital et les emprunts		
Éléments du bilan	Comptes à utiliser	
	N°	Intitulé
....	....	....
....	....	....
....	....	....

Classe 2 – Comptes d'immobilisations		
Cette classe regroupe les biens immobilisés dont dispose l'entreprise		
Éléments du bilan	Comptes à utiliser	
	N°	Intitulé
....	....	....
....	....	....
....	....	....
....	....	....

Classe 3 – Comptes de stocks		
Cette classe regroupe les biens stockés destinés à être vendus, transformés ou consommés		
Éléments du bilan	Comptes à utiliser	
	N°	Intitulé
....	....	....

Classe 4 – Comptes de tiers		
Cette classe regroupe les crédits accordés aux clients ou obtenus des fournisseurs		
Éléments du bilan	Comptes à utiliser	
	N°	Intitulé
....	....	....
....	....	....

Classe 5 – Comptes financiers		
Cette classe regroupe les valeurs monétaires dont dispose l'entreprise		
Éléments du bilan	Comptes à utiliser	
	N°	Intitulé
....	....	....
....	....	....

- Établissez le bilan de la société BONAIGLE au 31 décembre, classé dans l'ordre du Plan comptable.

....	....		....
	Montant		Montant
....	....	....	....
....	....	....	....
....	....	....	....
....	....	....	....
....	....	....	....
....	....	....	....
....	....	....	....
....	....	....	....
Total	....	Total	....

DESCANEVILLE

Recherche des classes du Plan comptable

- Pour chaque élément du bilan de l'entreprise DESCANEVILLE, mettez une croix dans la colonne de la classe correspondant à son compte.

Éléments du bilan	**Classe 1** Apport en capital et emprunt	**Classe 2** Biens immobilisés	**Classe 3** Biens stockés	**Classe 4** Crédits accordés ou obtenus	**Classe 5** Valeurs monétaires
Constructions	....	....	....	....	....
Matières premières en stocks	....	....	....	....	....
Avoirs aux Chèques postaux	....	....	....	....	....
Apport de M. Raynal	....	....	....	....	....
Dettes envers le personnel	....	....	....	....	....
Dépôt de garantie EDF/GDF	....	....	....	....	....
Créances sur clients	....	....	....	....	....
Emprunt à Philipperon	....	....	....	....	....
Terrains	....	....	....	....	....
Aménagement de terrains	....	....	....	....	....

BON VIVANT

Établissement du Bilan

- Les éléments du bilan au 31 décembre du restaurant BON VIVANT sont les suivants :

Éléments du bilan au 31 décembre	Montant
Avoirs en banque	3 460
Somme due à la Sécurité Sociale	830
Capital	47 000
Stocks de marchandises	1 490
Emprunt au Crédit d'Équipement	26 000
Agencement de la salle de restaurant	19 210
Fonds de commerce	28 300

Éléments du bilan au 31 décembre	Montant
Matériel de cuisine	27 730
Espèces en caisse	180
Dettes envers un fournisseur de matériel de cuisine	13 070
Matières premières en stocks	2 040
Dettes envers le personnel	1 480
Mobilier de la salle de restaurant	5 970

- Établissez le bilan du restaurant BON VIVANT au 31 décembre classé dans l'ordre du Plan comptable.

....

....

	Montant		Montant
....	....	....	....
....	....	....	....
....	....	....	....
....	....	....	....
....	....	....	....
....	....	....	....
....	....	....	....
....	....	....	....
Total	....	Total	....

DIABOLUS

Établissement du Bilan

- Le 5 avril, MM. ZERETELLI et TALDARI créent la société DIABOLUS dont l'objet est la vente de farces et attrapes. Le montant de leurs apports s'élève à 150 000 €.

Au cours du mois d'avril,

ils achètent :

- un terrain
- des bâtiments
- des meubles de bureau
- un stock de farces et attrapes
- du matériel informatique
- un stock de cotillons
- un photocopieur
- une camionnette

ils empruntent pour s'équiper au Crédit de l'Est,
ils versent un dépôt de garantie à l'EDF/GDF,
ils aménagent les bâtiments.

À la fin du mois,
- ils ont des dettes envers les fournisseurs d'immobilisations,
- ils possèdent des avoirs en banque, aux Chèques postaux et en caisse.

- Au 30 avril, après réalisation de ces opérations, la société DIABOLUS présente la situation suivante :

Éléments du bilan	
Désignation	**Montant**
Aménagement des bâtiments	32 700
Avoirs en banque	1 130
Bâtiments	94 800
Camionnette	8 420
Capital	150 000
Créances sur les clients	320
Dépôt de garantie EDF/GDF	500
Dettes envers les fournisseurs	8 510

Éléments du bilan	
Désignation	**Montant**
Emprunt au Crédit de l'Est	40 000
Espèces en caisse	240
Matériel informatique	5 130
Meubles de bureau	8 910
Photocopieur	4 160
Stock de cotillons	6 960
Stock de farces et attrapes	9 240
Terrain	26 000

- Établissez le bilan de la société DIABOLUS au 30 avril classé dans l'ordre du Plan comptable.

....

....

	Montant		Montant
....	....	....	....
....	....	....	....
....	....	....	....
....	....	....	....
....	....	....	....
....	....	....	....
....	....	....	....
....	....	....	....
....	....	....	....
....	....	....	....
....	....	....	....
....	....	....	....
Total	....	Total	....

CHAPITRE 3

DE LA POSITION DES COMPTES DANS LE BILAN À LEUR MODE DE FONCTIONNEMENT

LES COMPTES DE BILAN

SEGURET

Fonctionnement d'un compte d'actif

- Au 31 août, le bilan de la société SEGURET est le suivant :

Société SEGURET

Bilan au 31 août

Actif	Montant	Passif	Montant
207 Fonds commercial	11 000	101 Capital	25 000
2182 Matériel de transport	7 510	404 Fournisseurs d'immobilisations	5 410
2184 Mobilier	4 350		
411 Clients	4 720		
512 Banque	2 830		
Total	30 410	Total	30 410

Le montant des avoirs en banque s'élève à : ....

Ce montant correspond dans le compte 512 Banque à un solde : ☐ *créditeur ?* ☐ *débiteur ?*

- Au cours de la 1re semaine du mois de septembre, la société SEGURET a effectué deux opérations qui ont modifié la valeur du compte 512 Banque :
  – le 3 septembre, paiement par chèque bancaire de la facture n° 428, du fournisseur ROBUR, d'un montant de 325 €.

Dans le bilan, le compte 512 Banque se situe : ☐ *à l'actif ?* ☐ *au passif ?*

Le règlement constitue pour ce compte : ☐ *une augmentation ?* ☐ *une diminution ?*

Cette opération est donc notée au : ☐ *débit ?* ☐ *crédit ?*

– le 5 septembre, versement sur le compte bancaire d'un chèque de 1 240 € reçu du client NIKITAS.

Ce versement constitue pour le compte 512 Banque : ☐ *une augmentation ?* ☐ *une diminution ?*

Ce compte figure dans le bilan : ☐ *à l'actif ?* ☐ *au passif ?*

Le compte 512 Banque est alors : ☐ *débité ?* ☐ *crédité ?*

- Inscrivez, dans la bonne colonne du compte 512 Banque, le montant des sommes débitées ou créditées.

Opérations	Compte 512 Banque	
	Débit	crédit
– Somme inscrite au bilan du 31/08	....	....
– 03/09, règlement par chèque de la facture n° 428	....	....
– 05/09, versement sur le compte bancaire du chèque NIKITAS	....	....
Total	....	....

La différence entre le total du débit et du crédit s'élève à

Elle correspond dans le compte 512 Banque à un solde : ☐ *débiteur ?* ☐ *créditeur ?*

Ce solde indique la situation du compte au : ☐ *31/08 ?* ☐ *05/09 ?*

- Le bilan de la société BALISTAS établi au 30 juin se présente ainsi :

Société BALISTAS

Actif — Bilan au 30 juin — Passif

Actif	Montant	Passif	Montant
211 Terrains	31 000	101 Capital	140 000
213 Constructions	79 840	168 Autres emprunts et dettes	40 000
2154 Matériel et outillage industriel	41 720	404 Fournisseurs d'immobilisations	7 880
2182 Matériel de transport	16 730		
2184 Mobilier	7 950		
411 Clients	6 360		
512 Banque	4 280		
Total	187 880	Total	187 880

Le montant des sommes dues aux fournisseurs d'immobilisations s'élève à : ....

Ce montant correspond dans le compte 404 Founisseurs d'immobilisations à un solde :

☐ *débiteur ?* ☐ *créditeur ?*

- Pendant le mois de juillet, ce compte a été mouvementé des opérations suivantes :

Date	Opérations	Montant
04/07	Achat d'un micro-ordinateur au fournisseur BOLAR	3 156
09/07	Envoi d'un chèque au fournisseur GARDINE	1 890
12/07	Achat d'outillage industriel au fournisseur ZEC	4 730
24/07	Retour au fournisseur ZEC d'outillage industriel non conforme	1 182
31/07	Envoi d'un chèque au fournisseur SIGNAC	3 156

Dans le bilan, le compte 404 Fournisseurs d'immobilisation figure : ☐ *à l'actif ?* ☐ *au passif ?*

Les opérations qui augmentent la dette envers ces fournisseurs sont portées au : ☐ *débit ?* ☐ *crédit ?*

Les opérations qui diminuent la dette envers ces fournisseurs sont portées au : ☐ *débit ?* ☐ *crédit ?*

- Enregistrez les opérations du mois de juillet dans le compte 404 Fournisseurs d'immobilisations, puis calculez son solde après chaque mouvement en précisant son sens (Créditeur ou Débiteur).

Compte : 404 Fournisseurs d'immobilisations

Dates	Libellés	Mouvements		Solde	D/C
		Débit	Crédit		
01/07	Solde à nouveau	....	....	....	...
04/07	....	....	....	....	...
09/07	....	....	....	....	...
12/07	....	....	....	....	...
24/07	....	....	....	....	...
31/07	....	....	....	....	...

NIPIGON

Enregistrement dans un compte schématique

- Au cours du premier mois d'existence de la société NIPIGON, le compte 2184 Mobilier a été mouvementé des opérations suivantes :

– 05/07	Achat d'un bureau ministre	395,00 €
– 07/04	Achat de 10 classeurs bois	739,00 €
– 14/04	Achat d'un fauteuil cuir	214,70 €
– 15/04	Retour au fournisseur de 4 classeurs bois endommagés	295,60 €
– 24/04	Achat de 5 tables rondes	945,00 €
– 27/04	Achat de 20 chaises	640,00 €
– 30/04	Retour au fournisseur de 5 chaises non conformes	160,00 €

- Présentez le compte 2184 Mobilier sous une forme schématique, puis arrêtez-le au 30 avril en inscrivant son solde, du côté le plus faible, après en avoir précisé son sens (débiteur ou créditeur).

....	2184 Mobilier	....

LAMELOISE

Enregistrement dans un compte schématique

- Dans le bilan de la société LAMELOISE établi au 30 septembre, le compte 168 Autres emprunts et dettes, présente un montant de 8 700,00 €. Au cours du trimestre suivant, ce compte a été mouvementé des opérations ci-dessous :

– 15/10	Remboursement mensuel emprunt C.I.C.	1 100,00 €
– 01/11	Emprunt auprès du Crédit National	20 000,00 €
– 15/11	Remboursement mensuel emprunt C.I.C.	1 100,00 €
– 15/12	Remboursement mensuel emprunt C.I.C.	1 100,00 €
– 30/12	Remboursement trimestriel emprunt Crédit National	2 500,00 €
– 31/12	Emprunt sur 5 ans à la B.N.P.	6 400,00 €

- Présentez le compte 168 Autres emprunts et dettes sous une forme schématique, puis arrêtez-le au 31 décembre en inscrivant son solde, du côté le plus faible, après en avoir précisé son sens.

....	168 Autres emprunts et dettes	....

- Indiquez la place du compte et son montant dans le bilan au 31 décembre.

....

GARDINE

Compte à colonnes mariées

- Au 1er janvier, le solde du compte 2182 Matériel de transport de la société GARDINE s'élève à 4 850 €. Au cours de l'exercice, les opérations concernant ce compte ont été les suivantes :
  - 21/03 Acquisition d'une camionnette PEUGEOT .... 7 845 €
  - 08/08 Acquisition d'un camion RENAULT .... 14 860 €
  - 16/12 Acquisition d'une voiture de direction SAFRANE .... 24 700 €

- Établissez le compte 2182 Matériel de transport au 31 décembre en précisant son solde après chaque opération.

Compte : 2182 Matériel de transport					
Dates	Libellés	Mouvements		Solde	D/C
		Débit	Crédit		
01/07	Solde à nouveau	....	....	....	...
....	....	....	....	....	...
....	....	....	....	....	...
....	....	....	....	....	...

SANDCREEK

Compte à colonnes séparées

- Au cours de l'exercice, les opérations concernant le compte 447 Autres impôts, taxes et versements assimilés de la société SANDCREEK ont été les suivantes.
  - 01/01 Solde à nouveau .... 525,80 €
  - 12/01 Règlement par chèque du solde de la taxe professionnelle .... 525,80 €
  - 04/04 Sommes dues au titre de la taxe d'apprentissage .... 387,20 €
  - 30/04 Règlement par chèque de la taxe d'apprentissage .... 387,20 €
  - 14/06 Paiement par chèque de l'acompte de la taxe professionnelle .... 850,20 €
  - 10/10 Sommes dues au titre de la taxe professionnelle .... 1 426,00 €

- Établissez le compte 447 Autres impôts, taxes et versements assimilés et calculez son solde au 31 décembre.

Compte : 447 Autres impôts, taxes et versements assimilés					
Dates	Libellés	Débit	Dates	Libellés	Crédit
....	....	....	....	....	....
....	....	....	....	....	....
....	....	....	....	....	....
....	....	....	....	....	....
....	....	....	....	....	....
....	....	....	....	....	....
....	....	....	....	....	....

DU FONCTIONNEMENT DES COMPTES DE BILAN À LA PARTIE DOUBLE

LA PARTIE DOUBLE

DRUVAL

Analyse sur un exemple

- Au 31 mars, le bilan de l'entreprise DRUVAL se présente ainsi :

Entreprise DRUVAL
Bilan au 31 mars

Actif	Montant	Passif	Montant
207 Fonds commercial	24 000	101 Capital	48000
2182 Matériel de transport	18 330	404 Fournisseurs d'immobilisations	2 870
2184 Mobilier	3 140		
411 Clients	5 160		
512 Banque	190		
Total	50 870	Total	50 870

- Le 1er avril, l'entreprise DRUVAL achète à crédit au fournisseur MARLUK du mobilier pour un montant de 1 730 €.

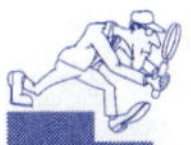

Pour l'entreprise DRUVAL :

Cette opération modifie la valeur de deux comptes de son bilan et doit être analysée sous un double aspect :

– l'acquisition du mobilier,
– la dette envers le fournisseur d'immobilisations

– L'acquisition du mobilier

L'acquisition du mobilier doit être enregistrée dans le compte : ....

Elle entraîne pour lui :	☐ *une augmentation ?*	☐ *une diminution ?*
Ce compte se situe dans le bilan :	☐ *à l'actif ?*	☐ *au passif ?*
Donc, il doit être :	☐ *débité ?*	☐ *crédité ?*

– La dette envers le fournisseur d'immobilisations

La dette envers le fournisseur doit être enregistrée dans le compte : ....

Elle entraîne pour lui :	☐ *une augmentation ?*	☐ *une diminution ?*
Ce compte se situe dans le bilan :	☐ *à l'actif ?*	☐ *au passif ?*
Donc, il doit être :	☐ *débité ?*	☐ *crédité ?*

- Enregistrez l'opération à l'aide du tableau. Contrôlez l'égalité : total débit = total crédit.

Opération	N° et nom du compte à utiliser	Sommes	
		Débit	Crédit
Acquisition du mobilier	....	....	....
Dettes envers le fournisseur	....	....	....
	Total	....	....

CATHAY PACIFIC

Premiers enregistrements

- Le bilan de la société CATHAY PACIFIC établi au 31 octobre se présente ainsi :

Société CATHAY PACIFIC

Actif — Bilan au 31 octobre — Passif

Actif	Montant	Passif	Montant
211 Terrains	37 000	101 Capital	120 000
213 Constructions	68 500	168 Autres emprunts et dettes assimilées	50 000
2154 Matériel industriel	34 790	404 Fournisseurs d'immobilisations	17 590
2182 Matériel de transport	25 340		
2183 Matériel de bureau et informatique	8 430		
2184 Mobilier	4 710		
512 B.N.P.	8 280		
514 Chèques postaux	70		
531 Caisse	470		
Total	187 590	Total	187 590

- Le 2 novembre, la société CATHAY PACIFIC alimente son compte ouvert aux chèques postaux par le dépôt d'un chèque de 2 580 €, tiré sur son compte ouvert à la B.N.P.

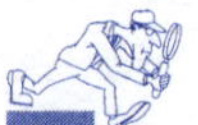

Pour la société CATHAY PACIFIC cette opération modifie la valeur de deux comptes du bilan, car elle concerne à la fois :

L'avoir aux chèques postaux qui : ☐ *augmente ?* ☐ *diminue ?*

L'avoir en banque qui : ☐ *augmente ?* ☐ *diminue ?*

- Enregistrez l'opération à l'aide du tableau. Contrôlez l'égalité : total débit = total crédit.

Opération	N° et nom du compte à utiliser	Sommes	
		Débit	Crédit
Dépôt aux Chèques postaux	....	....	....
Émission du chèque bancaire	....	....	....
	Total	....	....

- Le 5 novembre, la société CATHAY PACIFIC adresse un chèque bancaire de 827 € au fournisseur d'immobilisations GRIFTER en règlement de sa dette.

- Enregistrez l'opération à l'aide du tableau. Contrôlez l'égalité : total débit = total crédit.

Opération	N° et nom du compte à utiliser	Sommes	
		Débit	Crédit
Extinction de la dette	....	....	....
Règlement par chèque	....	....	....
	Total	....	....

TAINBUS

Acquisition et son règlement

- Le 15 mai, la brasserie TAINBUS achète à crédit au fournisseur SKI STAR un appareil à fabriquer des glaçons pour 4 100 €.

  Le 18 mai, la brasserie TAINBUS règle son acquisition par chèque bancaire.

- Enregistrez dans les comptes schématiques de la brasserie TAINBUS :
  - l'acquisition de l'immobilisation et la dette envers l'entreprise SKI STAR,
  - l'extinction de la dette par le règlement bancaire.

NÉNUPHAR

Aménagement et son règlement

- La société NÉNUPHAR, spécialisée dans la décoration florale, fait appel à l'entreprise TIPTAN pour aménager son magain.

  Le 18 octobre, elle reçoit la facture de l'entreprise TIPTAN qui s'élève à 11 940 €.

  Le 22 octobre, elle règle cette facture moitié par chèque bancaire, moitié par chèque postal.

- Enregistrez dans les comptes schématiques de la société NÉNUPHAR :
  - l'aménagement du magasin et la dette envers l'entreprise TIPTAN,
  - l'extinction de la dette par le règlement bancaire et postal.

KEYWEST

Enregistrement d'opérations

- La société KEYWEST est spécialisée dans le transport de pianos et de coffres-forts. Elle souhaite rajeunir son parc de camions et fait une demande d'emprunt de 40 000 € sur 10 ans au Crédit d'Équipement.

- Le 15 mars, le Crédit d'Équipement accorde le prêt et verse les 40 000 € sur le compte bancaire de la société KEYWEST.

  Le 19 mars, la société KEYWEST achète au garage STRETFORD un camion d'une valeur de 27 000 €.

  Le 21 mars, elle envoie au garage STRETFORD un chèque bancaire correspondant au quart de la valeur de son acquisition.

  Le 30 mars, premier remboursement mensuel, par un virement bancaire de 400 €, de l'emprunt au Crédit d'Équipement.

  Le 31 mars, envoi d'un deuxième chèque bancaire au garage STRETFORD pour solde de la dette.

- Enregistrez ces opérations dans les comptes schématiques de la société KEYWEST.

LA CLOSERAIE

Synthèse

- M. ALADIEN dispose de 70 000 € et décide de s'établir restaurateur. Le 1er avril, il crée une société dénommée LA CLOSERAIE et réalise les opérations suivantes au cours du mois :

03/04 Mise à disposition de son apport par versement des 70 000 € sur le compte bancaire ouvert au nom de la société,

05/04 Acquisition d'un fonds de commerce à crédit au Cabinet immobilier PETONG pour 48 000 €,

07/04 Achat de mobilier pour 16 000 € au fournisseur KITWOOD,

10/04 Envoi d'un chèque bancaire à KITWOOD du quart de la somme due,

15/04 Emprunt au Crédit d'Équipement de 30 000 € remboursable en 5 ans. Cette somme est virée ce jour sur le compte bancaire de la société,

17/04 Ouverture d'un compte aux Chèques postaux par dépôt d'un chèque bancaire de 9 000 €,

20/04 Paiement par chèque bancaire au fournisseur PETONG de la moitié de la dette,

22/04 Achat de matériel culinaire aux Ets VANGELYS pour un montant de 7 230 €,

23/04 Retrait de 500 € de la banque pour alimenter la caisse,

25/04 Envoi d'un chèque postal aux Ets VANGELYS en règlement de l'achat de matériel,

27/04 Réception de la facture du fournisseur SERVON concernant l'aménagement du restaurant pour 37 000 €,

28/04 Achat à crédit d'une camionnette de livraison au garage TAXELIN pour 11 000 €,

30/04 Envoi d'un chèque bancaire de 8 000 € au fournisseur KITWOOD,

30/04 Achat à crédit d'un micro-ordinateur à la société NIKOS pour un montant de 1 400 €.

- Enregistrez ces opérations dans les comptes schématiques de la société LA CLOSERAIE puis calculez les soldes.

- Établissez le bilan de la société LA CLOSERAIE au 30 avril.

....			
....	....		....
	Montant		Montant
....	....	....	....
....	....	....	....
....	....	....	....
....	....	....	....
....	....	....	....
....	....	....	....
....	....	....	....
....	....	....	....
....	....	....	....
....	....	....	....
Total	....	Total	....

SEPTIÈME ART

Enregistrement d'opérations et bilan

- La galerie SEPTIÈME ART spécialisée dans l'art contemporain a été créée le 2 octobre. Après quinze jours d'activité, les soldes de ses comptes sont les suivants :

  - Banque .... 9 480 €
  - Capital .... À déterminer
  - Chèques postaux .... 6 430 €
  - Mobilier .... 6 740 €
  - Caisse .... 420 €
  - Emballages récupérables .... 1 920 €
  - Cautionnements .... 500 €
  - Emprunt à moyen terme .... 13 000 €
  - Fournisseurs d'immobilisations .... 4 990 €
  - Fonds commercial .... 32 500 €

- Au cours de la deuxième quinzaine d'octobre, les opérations suivantes ont été réalisées :

  16/10 Envoi d'un chèque bancaire de 1 840 € au fournisseur FLAGNY en règlement de sa facture,

  18/10 Retour aux Ets MATARUN de 4 emballages récupérables non conformes achetés 320 €,

  22/10 Reçu une facture de 4 200 € des Ets GALESTRO concernant l'aménagement de la galerie,

  28/10 Paiement par chèque postal de la facture GALESTRO,

  31/10 Reçu une facture de 620 € des magasins FILOUCYOS pour l'achat d'une machine à écrire.

- Après avoir déterminé le montant du capital mis à la disposition de la galerie, reportez dans les comptes schématiques de la page suivante les soldes des comptes au 15 octobre, puis enregistrez les opérations de la deuxième quinzaine.

- Établissez le bilan de la galerie SEPTIÈME ART au 31 octobre.

....

....

	Montant		Montant
....	....	....	....
....	....	....	....
....	....	....	....
....	....	....	....
....	....	....	....
....	....	....	....
....	....	....	....
....	....	....	....
....	....	....	....
....	....	....	....
Total	....	Total	....

CHAPITRE 5

DU PRINCIPE DE LA PARTIE DOUBLE AU FONCTIONNEMENT DES COMPTES DE GESTION

LES COMPTES DE GESTION

BIKASH

Enregistrement d'une charge

- Le 20 juillet, la société BIKASH, grossiste en produits alimentaire, achète à crédit au fournisseur BESSIN pour 3 380 € de marchandises destinées à la revente.

Pour la société BIKASH :

L'achat de marchandises constitue : ☐ *une immobilisation ?* ☐ *une charge ?*

Celle-ci doit être enregistrée dans un compte : ☐ *de bilan ?* ☐ *de gestion ?*

Cette opération modifie la valeur de deux comptes et doit être analysée sous un double aspect :

– l'achat de marchandises,
– la dette envers le fournisseur

– L'achat de marchandises

L'achat de marchandises est enregistré dans un compte : ☐ *de charges ?* ☐ *de produits ?*

Cette opération entraîne pour lui : ☐ *une augmentation ?* ☐ *une diminution ?*

Donc, ce compte doit être : ☐ *débité ?* ☐ *crédité ?*

– La dette envers le fournisseur

La dette envers le fournisseur doit être enregistrée dans le compte : ....

Elle entraîne pour lui : ☐ *une augmentation ?* ☐ *une diminution ?*

Ce compte se situe dans le bilan : ☐ *à l'actif ?* ☐ *au passif ?*

Donc, il doit être : ☐ *débité ?* ☐ *crédité ?*

- Enregistrez l'achat de marchandises à crédit à l'aide du tableau.

Opération	N° et nom du compte à utiliser	Sommes	
		Débit	Crédit
Achat de marchandises	....	....	....
Dettes envers le fournisseur	....	....	....
	Total	....	....

Contrôlez l'égalité : total débit = total crédit.

SAXHORN

Enregistrement d'un produit

- La société SAXHORN, spécialisée dans la production de petits appareils électriques, a vendu à crédit le 12 août, à son client PALIMPAN, des rasoirs électriques pour un montant de 1 620 €.

Pour la société SAXHORN :

La vente de rasoirs électriques représente une vente : ☐ *de marchandises ?* ☐ *de produits finis ?* ☐ *de services ?*

Celle-ci doit être enregistrée dans un compte : ☐ *de bilan ?* ☐ *de gestion ?*

Cette opération modifie la valeur de deux comptes et doit être analysée sous un double aspect :

– la vente de rasoirs électriques,
– la créance sur le client

– La vente de rasoirs électriques

La vente de rasoirs électriques est enregistré dans un compte : ☐ *de charges ?* ☐ *de produits ?*

Cette opération entraîne pour lui : ☐ *une augmentation ?* ☐ *une diminution ?*

Donc, ce compte doit être : ☐ *débité ?* ☐ *crédité ?*

– La créance sur le client

La créance sur le client doit être enregistrée dans le compte : ....

Elle entraîne pour lui : ☐ *une augmentation ?* ☐ *une diminution ?*

Ce compte se situe dans le bilan : ☐ *à l'actif ?* ☐ *au passif ?*

Donc, il doit être : ☐ *débité ?* ☐ *crédité ?*

- Enregistrez la vente à crédit de rasoirs électriques à l'aide du tableau.

Opération	N° et nom du compte à utiliser	Sommes	
		Débit	Crédit
Créance sur le client	....	....	....
Vente de rasoirs électriques	....	....	....
	Total	....	....

Contrôlez l'égalité : total débit = total crédit.

BRYA

Distinction immobilisations/charges

- L'entreprise BRYA commercialise des articles de pêche et de chasse. Indiquez à l'aide d'une croix la nature des achats effectués, au cours du dernier mois et précisez le compte à utiliser.

Opérations	Immobilisations	Charges	Compte à utiliser	
			N°	Libellé
Achat d'un télécopieur	....	....	....	....
Achat de produits d'entretien	....	....	....	....
Achat de cannes à pêche	....	....	....	....
Achat de timbres-poste	....	....	....	....
Achat de fusils	....	....	....	....
Achat de fournitures de bureau	....	....	....	....
Achat d'un radiateur électrique	....	....	....	....
Achat de fleurs pour le magasin	....	....	....	....
Achat d'un système d'alarme	....	....	....	....
Achat de cartouches	....	....	....	....
Achat de mobilier	....	....	....	....
Achat d'un billet d'avion	....	....	....	....
Achat d'un dictionnaire	....	....	....	....

LORD DAVIS

Distinction charges/produits

- Le magasin LORD DAVIS est spécialisé dans la vente de vêtements prêt-à-porter masculin. Indiquez pour chaque opération de gestion réalisée au cours du dernier trimestre, s'il s'agit d'une charge ou d'un produit et précisez le compte à utiliser.

Opérations	Charges	Produits	Compte à utiliser	
			N°	Libellé
Ventes de costumes	....	....	....	....
Loyer du magasin	....	....	....	....
Publicité dans revues	....	....	....	....
Revenu de SICAV	....	....	....	....
Ventes de chemises	....	....	....	....
Achat de costumes	....	....	....	....
Réparation ventilation magasin	....	....	....	....
Revenu du prêt à BRUNEL	....	....	....	....
Transports sur achats	....	....	....	....
Achats de cravates	....	....	....	....
Subvention municipale	....	....	....	....
Pourboires aux livreurs	....	....	....	....
Honoraires du comptable	....	....	....	....
Réparation camionnette	....	....	....	....
Ventes de cravates	....	....	....	....
Salaires des vendeurs	....	....	....	....
Charges sociales sur les salaires	....	....	....	....
Intérêts sur emprunt au C.I.C.	....	....	....	....
Location d'un parking	....	....	....	....
Abonnement à une revue	....	....	....	....
Amende fiscale	....	....	....	....
Achat d'un billet de train	....	....	....	....
Taxe professionnelle	....	....	....	....
Gains de change	....	....	....	....
Frais d'impression du catalogue	....	....	....	....
Achat de cahiers et crayons	....	....	....	....

VALSE STAR

Distinction compte de bilan/compte de gestion

- La société VALSE STAR vend des instruments de musique. Indiquez pour chacune des opérations ci-dessous, les n° et les comptes concernés, leur nature ainsi que les sommes à débiter ou à créditer.

Opérations	N° et nom des comptes à utiliser	Nature du compte		Sommes à inscrire au	
		Bilan	Gestion	Débit	Crédit
Achat de clarinettes au fournisseur SAXONY pour 5 480 €	....	....	....	....	....
Règlement par chèque bancaire du fournisseur SAXONY	....	....	....	....	....
Vente à crédit au client BORAGE d'un tuba d'une valeur de 1 140 €	....	....	....	....	....
Versé en caisse les 540 € reçu en espèces du client BORAGE	....	....	....	....	....
Retour au fournisseur de 2 pianos endommagés d'une valeur de 3 280 €	....	....	....	....	....
Achat d'une camionnette 9 740 € au garage RETEGUI	....	....	....	....	....

AIR MARIN

Distinction compte de bilan/compte de gestion

- L'entreprise AIR MARIN fabrique des modèles réduits de voiliers. Indiquez pour chacune des opérations ci-dessous, les n° et les comptes concernés, leur nature ainsi que les sommes à débiter ou à créditer.

Opérations	N° et nom des comptes à utiliser	Nature du compte		Sommes à inscrire au	
		Bilan	Gestion	Débit	Crédit
Réception de la facture FRANCE TELECOM d'un montant de 452 €	....	....	....	....	....
Réception de la quittance de loyer du mois s'élevant à 870 €	....	....	....	....	....
Réception de la facture d'abonnement à la revue MODÉLISME : 65 €	....	....	....	....	....
Reçu la facture du plombier pour réparations d'un montant de 460 €	....	....	....	....	....
Réglé en espèces la facture du plombier	....	....	....	....	....
Vente d'un voilier pour 750 € au client BEDFORD	....	....	....	....	....
Achat de bois pour maquette au fournisseur SIC : 240 €	....	....	....	....	....

VENT DE NEIGE

Enregistrements d'opérations

- Durant la première quinzaine du mois de février, la société VENT DE NEIGE, spécialisée dans la fabrication d'appareils de climatisation, a réalisé les opérations suivantes :

01/02 Reçu la quittance de loyer de l'entrepôt d'un montant de 1 800 €,
02/02 Vente d'un climatiseur au client GINGERSON pour 2 500 €,
03/02 Règlement par chèque bancaire du loyer de l'entrepôt,
03/02 Ouverture d'un compte courant postal par virement bancaire de 800 €,
04/02 Reçu la facture des Ets PRUNAY, d'un montant de 420 €, concernant sa livraison de fuel,
04/02 Achat de moteurs électriques, destinés à la fabrication de climatiseurs, au fournisseur ELECTRIC SOCIETY pour 4 860 €,
05/02 Reçu la facture du garage DRACO, d'un montant de 790 €, pour réparation de la camionnette,
05/02 Règlement par chèque bancaire de la moitié de la somme due au fournisseur ELECTRIC SOCIETY,
08/02 Dépôt en banque du chèque reçu du client GINGERSON en règlement de sa dette,
09/02 Règlement par chèque bancaire de la facture du garage DRACO,
09/02 Retrait de 400 € du compte bancaire pour alimenter la caisse,
10/02 Reçu la facture des Ets TERNEY concernant l'achat de boîtiers électriques pour 1 240 €,
11/02 Vente de ventilateurs à la société CIMIEZ pour un montant de 9 740 €,
11/02 Règlement par chèque bancaire du solde au fournisseur ELECTRIC SOCIETY,
12/02 Reçu la facture du journal NEW EUROPE d'un montant de 874 € relative à une insertion publicitaire,
12/02 Règlement par chèque postal du fournisseur PRUNAY,
12/02 Dépôt sur le compte chèque postal du chèque reçu du client CIMIEZ,
12/02 Reçu la facture FRANCE TELECOM d'un montant de 970 € relative aux frais de téléphone.

- Enregistrez ces opérations dans les comptes schématiques de la société VENT DE NEIGE.

401 Fournisseurs

411 Clients

512 Banque

8 730

REGENCY

Enregistrements d'opérations

- Enregistrez dans les comptes schématiques de l'imprimerie REGENCY les opérations réalisées au cours de la dernière quinzaine du mois de septembre :

16/09 Achat de ramettes de papier au fournisseur DUMBAR pour 3 570 €,
17/09 Envoi facture concernant l'impression de prospectus au client DIESE pour 870 €,
18/09 Achat d'un chariot élévateur pour 5 620 € au fournisseur INFRASONIC,
18/09 Reçu la facture des éditions MERIDA d'un montant de 210 € pour l'achat d'un annuaire professionnel,
20/09 Envoi chèque postal au fournisseur INFRASONIC en règlement de la moitié de la dette,
23/09 Achat d'encre pour 2 680 € au fournisseur RED TOP,
24/09 Règlement par chèque postal de la facture des éditions MERIDA,
25/09 Dépôt en banque du chèque reçu du client DIESE en règlement de sa dette,
27/09 Reçu une facture de 250 € du restaurant VOLERIS concernant un dîner d'affaires,
28/09 Reçu facture de l'expert comptable, d'un montant de 480 €, pour ses honoraires du mois,
29/09 Le montant des salaires du mois de septembre dus au personnel s'élève à 12 430 €,
29/09 Règlement par chèque bancaire de la facture VOLERIS,
29/09 Les charges sociales sur salaires dues à la Sécurité sociale s'élèvent à 4 972 €,
30/09 Envoi facture d'un montant de 4 790 €, au client CAFOR, pour l'impression d'affiches publicitaires,
30/09 Règlement par chèques bancaires des salaires dus au personnel.

512 Banque	
16 580	

514 Chèques postaux	
5 730	

CHAPITRE 6

DES COMPTES À LA BALANCE

LA BALANCE

VEZINO

Établissement d'une balance

Un mois après sa création, la société VEZINO, grossiste en produits de jardinage, présente les comptes suivants au 31 janvier :

COMPTES DE BILAN

101 Capital

	50 000

168 Autres emprunts et dettes assimilées

	18 000

207 Fonds commercial

35 000	

2182 Matériel de transport

7 300	

2183 Matériel de bureau et matériel informatique

3 140	

2184 Mobilier

1 750	

401 Fournisseurs

340	340
1 230	3 180
520	1 230
130	520
280	130
	940
	280

404 Fournisseurs d'immobilisations

35 000	35 000
3 140	7 300
870	3 140
3 650	1 750

411 Clients

2 830	2 830
1 470	
4 140	

421 Personnel – rémunérations dues

670	6 120

431 Sécurité sociale

	520
	2 010

437 Autres organismes sociaux

	150
	620

512 Banque

50 000	35 000
18 000	500
2 830	4 000
	3 140
	870
	3 650

514 Chèques postaux

4 000	1 230
	520
	340

531 Caisse

500	70
	130
	280

COMPTES DE GESTION

606 Achats non stockés de matières et fournitures

340	
70	

607 Achats de marchandises

3 180	
1 230	

613 Locations

130	

616 Primes d'assurance

520	

632 Publicité, publications, relations publiques

940	

626 Frais postaux et de télécommunications

280	

641 Rémunérations du personnel

6 120	

645 Charges de sécurité sociales et de prévoyance

2 630	

707 Ventes de marchandises

	2 830
	1 470
	4 140

Calculez le total des débits et des crédits de chaque compte.

- Pour chacun des comptes, reportez dans la balance ci-dessous le total des sommes débitées et créditées.

BALANCE DE LA SOCIÉTÉ VEZINO AU 31 JANVIER					
N°	NOM DES COMPTES	SOMMES		SOLDES	
		DÉBIT	CRÉDIT	DÉBIT	CRÉDIT
101	Capital	....	....	....	....
168	Autres emprunts et dettes assimilées	....	....	....	....
207	Fonds commercial	....	....	....	....
2182	Matériel de transport	....	....	....	....
2183	Matériel de bureau et matériel informatique	....	....	....	....
2184	Mobilier	....	....	....	....
401	Fournisseurs	....	....	....	....
404	Fournisseurs d'immobilisations	....	....	....	....
411	Clients	....	....	....	....
421	Personnel – Rémunérations dues	....	....	....	....
431	Sécurité sociale	....	....	....	....
437	Autres organismes sociaux	....	....	....	....
512	Banque	....	....	....	....
514	Chèques postaux	....	....	....	....
531	Caisse	....	....	....	....
606	Achats non stockés de matières et fournitures	....	....	....	....
607	Achats de marchandises	....	....	....	....
613	Locations	....	....	....	....
616	Primes d'assurance	....	....	....	....
623	Publicité, publications, relations publiques	....	....	....	....
626	Frais postaux et frais de télécommunications	....	....	....	....
641	Rémunérations du personnel	....	....	....	....
645	Charges de sécurité sociale et de prévoyance	....	....	....	....
707	Ventes de marchandises	....	....	....	....
	TOTAUX	....	....	....	....

- Totalisez les débits et les crédits de la colonne « Sommes ».

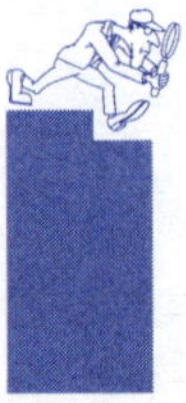

Le total des sommes débitées et le total des sommes créditées doit représenter :
☐ *une égalité ?* ☐ *une inégalité ?*

Car celle-ci traduit le principe de la partie double appliquée à chaque opération. Ainsi pour l'ensemble des comptes, il est normal que le total des débits et des crédits de la balance soient :
☐ *égaux ?* ☐ *inégaux ?*

- Calculez le solde de chaque compte, puis reportez-le au débit ou au crédit de la colonne « soldes ».

- Totalisez les débits et les crédits de la colonne « Soldes ».

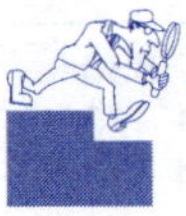

Le total des soldes débiteurs et le total des soldes créditeurs doit représenter :
☐ *une égalité ?* ☐ *une inégalité ?*

TAGELMAR

Calcul des soldes d'une balance

- Complétez la balance des comptes de l'entreprise TAGELMAR établie au 31 janvier, après un mois d'activité.

BALANCE DE L'ENTREPRISE TAGELMAR AU 31 JANVIER					
N°	NOM DES COMPTES	SOMMES		SOLDES	
		DÉBIT	CRÉDIT	DÉBIT	CRÉDIT
101	Capital		40 000	....	....
207	Fonds commercial	26 000		....	....
2183	Matériel de bureau et matériel informatique	19 460		....	....
2184	Mobilier	7 840		....	....
401	Fournisseurs	2 560	4 120	....	....
404	Fournisseurs d'immobilisations	23 760	27 300	....	....
421	Personnel – Rémunérations dues		4 420	....	....
512	Banque	41 470	40 150	....	....
607	Achats de marchandises	4 120		....	....
613	Locations	1 710		....	....
616	Primes d'assurance	380		....	....
641	Rémunérations du personnel	4 420		....	....
707	Ventes de marchandises		15 730	....	....
	TOTAUX	....	....	....	....

PURE DIAMOND

Calcul des soldes d'une balance

- Complétez la balance des comptes de la bijouterie industrielle PURE DIAMOND établie au 31 décembre.

BALANCE DE LA SOCIÉTÉ PURE DIAMOND AU 31 DÉCEMBRE					
N°	NOM DES COMPTES	SOMMES		SOLDES	
		DÉBIT	CRÉDIT	DÉBIT	CRÉDIT
101	Capital		250 000	....	....
168	Autres emprunts et dettes assimilées	4 200	84 000	....	....
213	Constructions	174 170		....	....
215	Installations électriques, matériels et outillages industriels	148 310		....	....
2182	Matériel de transport	92 460		....	....
2184	Mobilier	28 520		....	....
401	Fournisseurs	74 260	92 180	....	....
404	Fournisseurs d'immobilisations	24 780	43 270	....	....
411	Clients	687 370	654 910	....	....
421	Personnel – Rémunérations dues	87 420	119 670	....	....
431	Sécurité sociale	35 030	47 860	....	....
437	Autres organismes sociaux	3 470	4 350	....	....
512	Banque	à déterminer	824 260	....	....
531	Caisse	2 070	1 340	....	....
601	Achats matières premières	428 460		....	....
615	Entretien et réparations	32 410		....	....
626	Frais postaux et frais de télécommunications	3 690		....	....
641	Rémunérations du personnel	119 670		....	....
645	Charges de sécurité sociale et de prévoyance	52 220		....	....
701	Ventes de produits finis		687 370	....	....
708	Produits des activités annexes		22 080	....	....
	TOTAUX	....	....	....	....

DIANE DU MANOIR

De la balance à la balance

- La fabrique de nougat DIANE DU MANOIR a été créée le 2 novembre. Fin novembre, la balance de ses comptes se présente comme suit :

BALANCE DE LA SOCIÉTÉ DIANE DU MANOIR AU 30 NOVEMBRE					
N°	NOM DES COMPTES	SOMMES		SOLDES	
		DÉBIT	CRÉDIT	DÉBIT	CRÉDIT
101	Capital		95 000		95 000
168	Autres emprunts et dettes assimilées		46 000		46 000
211	Terrains	88 400		88 400	
213	Constructions	73 600		73 600	
215	Installations techniques, matériels et outillages industriels	22 700		22 700	
2182	Matériel de transport	17 220		17 220	
2183	Matériel de bureau et matériel informatique	9 730		9 730	
2184	Mobilier	5 280		5 280	
404	Fournisseurs d'immobilisations	119 130	216 930		97 800
512	Banque	148 500	126 630	21 870	
	TOTAUX	484 560	484 560	238 800	238 800

- Au cours du mois de décembre, elle a réalisé les opérations suivantes :

02/12 Achat de 12 500 kg de sucre au fournisseur SLAVEN pour 1 557 €,
03/12 Achat de 2 250 kg de miel au fournisseur HONEST pour 3 464 €,
03/12 Reçu des AGF, le montant à payer de la prime d'assurance s'élevant à 946 €,
04/12 Règlement par chèque bancaire du fournisseur SLAVEN,
05/12 Achat de 400 kg d'amandes au fournisseur ARTIN pour 1 748 €,
08/12 Reçu une facture, d'un montant de 472 €, relative aux frais de téléphone de novembre,
09/12 Ouverture d'un compte aux Chèques postaux par un virement bancaire de 500 €,
10/12 Vente de nougat aux magasins LUME pour un montant de 5 320 €,
12/12 Achat d'un autocuiseur aux Ets ROSATELLE pour un montant de 9 490 €,
16/12 Envoi d'un chèque bancaire de 2 000 € au fournisseur HONEST,
16/12 Dépôt en banque du chèque reçu des magasins LUME en règlement de leur dette,
17/12 Vente de nougat au client DEFFERSON pour un montant de 21 850 €,
19/12 Dépôt aux Chèques postaux du chèque bancaire de 11 850 € reçu de DEFFERSON,
20/12 Achat d'un camion au garage SNURGE pour 32 000 €,
24/12 Vente de nougat au client JONDO pour un montant de 4 385 €,
25/12 Règlement par virement bancaire de la facture FRANCE TELECOM,
26/12 Envoi d'un chèque bancaire de 4 745 € au fournisseur ROSATELLE,
26/12 Dépôt en banque du chèque reçu du client JONDO en règlement de sa dette,
26/12 Achat d'une imprimante aux Ets MILLKOM pour un montant de 810 €,
27/12 Règlement de l'imprimante par chèque postal,
30/12 Le montat des salaires du mois de décembre, dus au personnel s'élève à 8 670 €,
30/12 Les charges sociales, dues à la Sécurité sociale, sur les salaires s'élèvent à 3 468 €,
30/12 Règlement par virements bancaires des salaires du mois,
30/12 Règlement par chèque bancaire du solde de la dette envers le fournisseur HONEST.

- Après avoir reporté, dans les comptes schématiques de la société DIANE DU MANOIR, les soldes figurant dans la balance établie au 30 novembre, enregistrez les opérations effectuées au cours du mois de décembre.

- Établissez au 31 décembre, la balance des comptes de la société DIANE DU MANOIR.

BALANCE DE LA SOCIÉTÉ DIANE DU MANOIR AU 31 DÉCEMBRE					
N°	NOM DES COMPTES	SOMMES		SOLDES	
		DÉBIT	CRÉDIT	DÉBIT	CRÉDIT
......	....	....	....	....	....
......	....	....	....	....	....
......	....	....	....	....	....
......	....	....	....	....	....
......	....	....	....	....	....
......	....	....	....	....	....
......	....	....	....	....	....
......	....	....	....	....	....
......	....	....	....	....	....
......	....	....	....	....	....
......	....	....	....	....	....
......	....	....	....	....	....
......	....	....	....	....	....
......	....	....	....	....	....
......	....	....	....	....	....
......	....	....	....	....	....
......	....	....	....	....	....
......	....	....	....	....	....
......	....	....	....	....	....
......	....	....	....	....	....
......	....	....	....	....	....
	TOTAUX	....	....	....	....

CHAPITRE 7

DE LA BALANCE À LA DÉTERMINATION DU RÉSULTAT

LE RÉSULTAT

VARESE

Détermination du résultat à partir d'une balance

- La balance par soldes de la société d'éditions VARESE établie au 30 juin se présente ainsi :

BALANCE DE LA SOCIÉTÉ VARESE AU 30 JUIN			
N°	NOM DES COMPTES	SOLDES	
		DÉBIT	CRÉDIT
101	Capital		125 000
168	Autres emprunts et dettes assimilées		48 000
207	Fonds commercial	16 000	
211	Terrains	66 450	
2154	Matériel industriel	77 930	
2182	Matériel de transport	11 420	
2183	Matériel de bureau et matériel informatique	17 980	
2184	Mobilier	5 450	
401	Fournisseurs		8 180
404	Fournisseurs d'immobilisations		15 340
411	Clients	14 180	
431	Sécurité sociale		5 150
437	Autres organismes sociaux		1 470
512	Banque	8 740	
531	Caisse	330	
601	Achats stockés de matières premières	103 890	
606	Achats non stockés de matières et fournitures	13 460	
613	Locations	1 640	
616	Primes d'assurance	770	
623	Publicité, publications, relations publiques	6 420	
626	Frais postaux et frais de télécommunications	1 130	
641	Rémunérations du personnel	68 580	
645	Charges de sécurité sociale et de prévoyance	30 900	
701	Ventes de produits finis		242 130
	TOTAUX	445 270	445 270

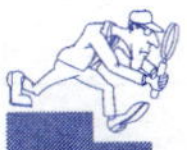

Les comptes qui présentent un solde débiteur sont :
soit des comptes figurant ☐ à l'actif du bilan ? ☐ au passif du bilan ?
soit des comptes ☐ de charges ? ☐ de produits ?

Les comptes qui présentent un solde créditeur sont :
soit des comptes figurant ☐ à l'actif du bilan ? ☐ au passif du bilan ?
soit des comptes ☐ de charges ? ☐ de produits ?

Le total des comptes de bilan présentant un solde débiteur s'élève à :
☐ *218 480 € ?* ☐ *445 270 € ?*

Ces comptes se situent :
☐ *à l'actif ?* ☐ *au passif ?*

Le total des comptes de bilan présentant un solde créditeur s'élève à :
☐ *203 140 € ?* ☐ *445 270 € ?*

Ces comptes se situent :
☐ *à l'actif ?* ☐ *au passif ?*

Le total des comptes de gestion présentant un solde débiteur s'élève à :
☐ *226 790 € ?* ☐ *445 270 € ?*

Ces comptes représentent :
☐ *des charges ?* ☐ *des produits ?*

Le total des comptes de gestion présentant un solde créditeur s'élève à :
☐ *242 130 € ?* ☐ *445 270 € ?*

Ces comptes représentent :
☐ *des charges ?* ☐ *des produits ?*

Indiquez les montants, tels que vous venez de les analyser, dans le schéma ci-dessous. On doit observer : Actif + Charges = Passif + Produits.

Schéma de la balance par soldes
de la société VARESE

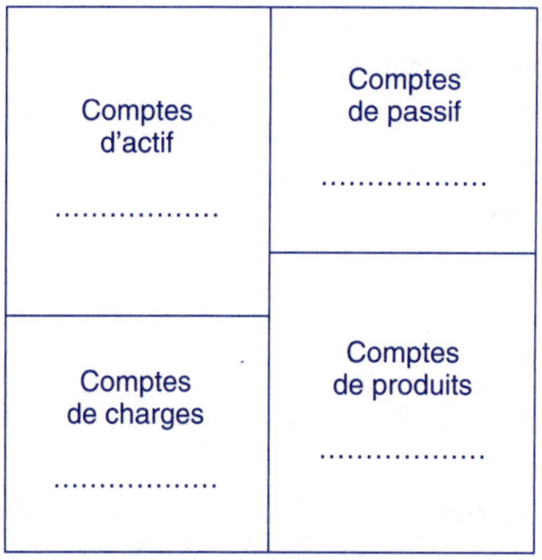

Déterminez le résultat en complétant le schéma ci-dessous.

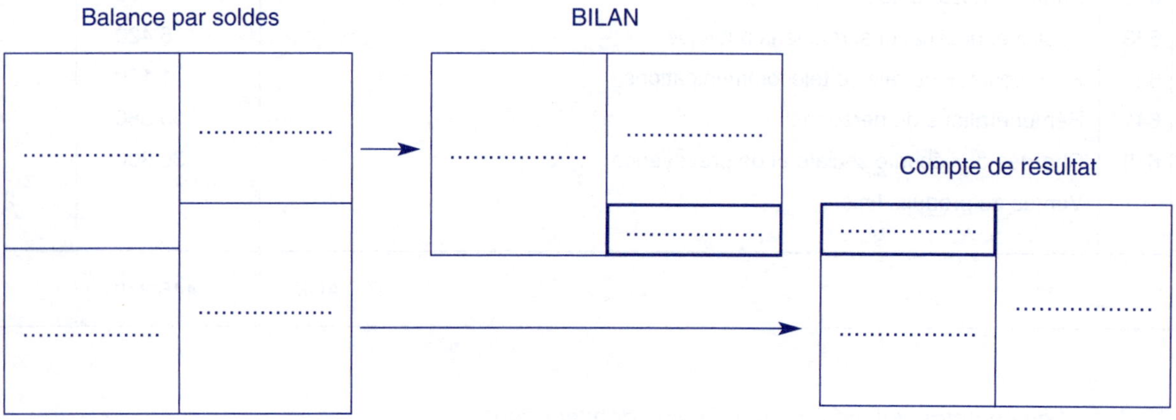

Ce résultat correspond à : ☐ *un bénéfice ?* ☐ *une perte ?*

TANCARVILLE

Détermination du résultat par établissement du bilan et du compte de résultat

- La balance par sommes de la société TANCARVILLE, établie au 31 décembre, fait apparaître les montants suivants :

BALANCE DE LA SOCIÉTÉ TANCARVILLE AU 31 DÉCEMBRE					
N°	NOM DES COMPTES	SOMMES		SOLDES	
		DÉBIT	CRÉDIT	DÉBIT	CRÉDIT
101	Capital		70 000	....	....
168	Autres emprunts et dettes assimilées	15 000	30 000	....	....
213	Constructions	31 850		....	....
2154	Matériel et outillage industriels	34 640		....	....
2182	Matériel de transport	12 840		....	....
2183	Matériel de bureau et matériel informatique	10 610		....	....
2184	Mobilier	5 430		....	....
310	Stocks de matières premières	13 470		....	....
355	Stocks de produits finis	4 280		....	....
370	Stocks de marchandises	7 420		....	....
401	Fournisseurs	57 530	73 320	....	....
404	Fournisseurs d'immobilisations	84 910	95 370	....	....
411	Clients	84 130	76 940	....	....
421	Personnel – Rémunérations dues	74 800	81 600	....	....
431	Sécurité sociale	22 440	24 480	....	....
437	Autres organismes sociaux	8 220	8 970	....	....
512	Banque	74 130	68 710	....	....
514	Chèques postaux	34 780	27 840	....	....
531	Caisse	6 140	5 730	....	....
606	Achats non stockés de matières et fournitures	21 230		....	....
607	Achats de marchandises	9 780		....	....
616	Primes d'assurance	730		....	....
623	Publicité, publications, relations publiques	2 740		....	....
626	Frais postaux et frais de télécommunications	650		....	....
641	Rémunérations du personnel	20 810		....	....
645	Charges de sécurité sociale et de prévoyance	8 530		....	....
701	Ventes de produits finis		58 420	....	....
707	Ventes de marchandises		22 240	....	....
708	Produits des activités annexes		3 470	....	....
	TOTAUX	647 090	647 090	....	....

- Établissez la balance par soldes de la société TANCARVILLE au 31 décembre.

- Établissez le compte de résultat de la société TANCARVILLE au 31 décembre.

Société TANCARVILLE

....

	Montant		Montant
....	....	....	....
....	....	....	....
....	....	....	....
....	....	....	....
....	....	....	....
....	....	....	....
....	....	....	....
....	....	....	....
Total	....	Total	....

- Établissez le bilan de la société TANCARVILLE au 31 décembre.

Société TANCARVILLE

....

	Montant		Montant
....	....	....	....
....	....	....	....
....	....	....	....
....	....	....	....
....	....	....	....
....	....	....	....
....	....	....	....
....	....	....	....
....	....	....	....
....	....	....	....
....	....	....	....
....	....	....	....
Total	....	Total	....

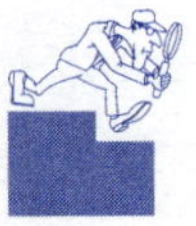

Le résultat dégagé correspond à :
☐ *un bénéfice ?* ☐ *une perte ?*

CHAPITRE 8

DOSSIER SYNTHÈSE

BALANCHINE

De la balance au résultat

- La balance par sommes au 15 juin de la société BALANCHINE, entreprise spécialisée dans le nettoyage, est la suivante :

BALANCE DE LA SOCIÉTÉ BALANCHINE AU 15 JUIN			
N°	NOM DES COMPTES	SOMMES	
		DÉBIT	CRÉDIT
101	Capital		150 000
207	Fonds commercial	32 000	
2154	Matériel et outillage industriel	32 790	
2182	Matériel de transport	21 420	
2183	Matériel de bureau et matériel informatique	17 630	
401	Fournisseurs	37 240	47 610
404	Fournisseurs d'immobilisations	97 530	103 840
411	Clients	198 760	184 780
421	Personnel – Rémunérations dues	247 370	247 370
431	Sécurité sociale	70 470	74 210
437	Autres organismes sociaux	25 870	27 230
512	Banque	617 090	587 620
531	Caisse	1 450	980
606	Achats non stockés de matières et fournitures	14 720	
615	Entretien et réparations	14 560	
641	Rémunérations du personnel	74 410	
645	Charges de sécurité sociale et de prévoyance	30 420	
706	Prestations de services		110 090
	TOTAUX	1 533 730	1 533 730

- Au cours de la dernière quinzaine du mois de juin, les opérations suivantes ont été réalisées :
  16/06 Reçu de la quittance de loyer trimestrielle de 150 €, pour la location d'un parking,
  17/06 Envoi d'un chèque bancaire de 3 740 € à la Sécurité sociale,
  20/06 Envoi de la facture n° 578 au client ORNAIS pour un montant de 1 280 €,
  21/06 Ouverture d'un compte aux Chèques postaux par un virement bancaire de 2 500 €,
  22/06 Reçu la facture de 1 780 € du fournisseur MANDRIL pour l'achat d'une mono-brosse,
  23/06 Reçu une facture de FRANCE TELECOM de 730 €, relative aux frais de téléphone,
  24/06 Dépôt aux Chèques postaux du chèque bancaire de règlement envoyé par ORNAIS,
  27/06 Règlement par chèque postal du fournisseur MANDRIL,
  28/06 Reçu la facture des Ets BUGLE pour 520 € concernant la réparation de la camionnette,
  30/06 Le total des salaires du mois de juin dû au personnel est de 9 760 €,
  30/06 Les charges sur salaires du mois dues à la Sécurité sociale s'élèvent à 2 930 €,
  30/06 Les charges sur salaires du mois dues aux autres organismes sociaux sont de 1 060 €,
  30/06 Règlement par virement bancaire des salaires du mois.

- Déterminez le résultat de la société BALANCHINE au 30 juin, en complétant les documents des pages suivantes.

COMPTES SCHÉMATIQUES DE LA SOCIÉTÉ BALANCHINE

BALANCE DE LA SOCIÉTÉ BALANCHINE AU 30 JUIN					
N°	NOM DES COMPTES	SOMMES		SOLDES	
		DÉBIT	CRÉDIT	DÉBIT	CRÉDIT
......	....	....	....	....	....
......	....	....	....	....	....
......	....	....	....	....	....
......	....	....	....	....	....
......	....	....	....	....	....
......	....	....	....	....	....
......	....	....	....	....	....
......	....	....	....	....	....
......	....	....	....	....	....
......	....	....	....	....	....
......	....	....	....	....	....
......	....	....	....	....	....
......	....	....	....	....	....
......	....	....	....	....	....
......	....	....	....	....	....
......	....	....	....	....	....
......	....	....	....	....	....
......	....	....	....	....	....
......	....	....	....	....	....
......	....	....	....	....	....
......	....	....	....	....	....
	TOTAUX	....	....	....	....

Société BALANCHINE

.... Compte de résultat au 30 juin ....

	Montant		Montant
....	....	....	....
....	....	....	....
....	....	....	....
....	....	....	....
....	....	....	....
....	....	....	....
Total	....	Total	....

Société BALANCHINE

.... Bilan au 30 juin ....

	Montant		Montant
....	....	....	....
....	....	....	....
....	....	....	....
....	....	....	....
....	....	....	....
....	....	....	....
....	....	....	....
....	....	....	....
Total	....	Total	....

CHAPITRE 9

LA T.V.A.

SUPER IMPACT

Détermination de la T.V.A.
Établissement de factures

- La société SUPER IMPACT, spécialisée dans la distribution de produits en gros par correspondance, prépare l'établissement des factures d'après les bordereaux suivants :

Client : Sté REMAIN

Article	Montant H.T.	Taux de T.V.A.	Total T.V.A.	Net à payer
Cassettes vidéo	835,00	....	....	....
Livres scolaires	3 780,00	....	....	....
Chaînes HI-FI	9 110,00	....	....	....

Client : Ets VIROT

Article	Montant H.T.	Taux de T.V.A.	Total T.V.A.	Net à payer
Farine pour patisserie	325,00	....	....	....
Bonbons à la menthe	105,00	....	....	....
Oranges d'espagne	194,00	....	....	....

- Complétez les bordereaux, puis établissez les factures correspondantes.

SUPER IMPACT
Doit Sté REMAIN
le 23 septembre
Facture n° 1573

Désignation	Montant H.T.	Taux T.V.A.
....	....	......
....	....	......
....	....	......
Total H.T.	....	
Total T.V.A.	....	
Net à payer	....	

SUPER IMPACT
Doit Ets VIROT
le 23 septembre
Facture n° 1574

Désignation	Montant H.T.	Taux T.V.A.
....	....	......
....	....	......
....	....	......
Total H.T.	....	
Total T.V.A.	....	
Net à payer	....	

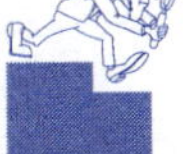

Pour la société SUPER IMPACT :

La T.V.A. figurant sur les factures représente : ☐ *de la T.V.A. déductible ?* ☐ *de la T.V.A. collectée ?*

Pour ses clients, elle correspond à : ☐ *de la T.V.A. déductible ?* ☐ *de la T.V.A. collectée ?*

FLAG DOWN

Calcul et détermination de la nature de la T.V.A

- La société FLAG DOWN est spécialisée dans la fabrication d'insignes et de badges. Elle a réalisé, au cours du mois de mai, les opérations notées dans le tableau.

  Pour chacune de ces opérations, calculez le montant de la T.V.A. déductible ou collectée.

- Après avoir totalisé la T.V.A. déductible et collectée, calculez le montant de la T.V.A. à reverser à l'État par la société FLAG DOWN pour la période du mois de mai.

Opérations	Taux de T.V.A.	T.V.A. déductible	T.V.A. collectée
Achat de métal à base d'aluminium Montant H.T. : 3 986,00 €	....	....	....
Achat de rubans pour médailles Montant H.T. : 370,00 €	....	....	....
Vente de breloques réclame Montant H.T. : 6 460,00 €	....	....	....
Réparation de la camionnette Montant H.T. : 664,00 €	....	....	....
Achat de tissus pour drapeaux Montant H.T. : 1 126,00 €	....	....	....
Vente de médailles Montant H.T. : 3 309,00 €	....	....	....
Achat d'une encyclopédie Montant H.T. : 427,00 €	....	....	....
Achat de produits d'entretien Montant H.T. : 110,00 €	....	....	....
Vente de fanions de club Montant H.T. : 2 857,00 €	....	....	....
Achat de petites fournitures de bureau Montant H.T. : 64,90 €	....	....	....
Abonnement à une revue professionnelle Montant H.T. : 174,00 €	....	....	....
Vente de badges Montant H.T. : 4 136,00 €	....	....	....
Location d'espace publicitaire Montant H.T. : 3 725,00 €	....	....	....
Achat de matière plastique Montant H.T. : 2 644,00 €	....	....	....
Total		....	....

CHAPITRE 10

LES FACTURES D'ACHATS

GANCIO

Facture d'achat et son règlement

- La société GANCIO est spécialisée dans la production de figurines de jardin en plâtre.

  Le 12 mai, elle reçoit la facture suivante de l'entreprise BALABAC, correspondant à l'achat de sacs de plâtre nécessaires à la fabrication des figurines.

Entreprise BALABAC

Doit
Société GANCIO

Facture n° 816 — le 10 mai

Désignation	Q	P.U.	Taux T.V.A.	Montant
Sac de plâtre 25 kg	120	8,00	19,6 %	960,00
			Total H.T.	960,00
			Total T.V.A.	188,16
			Net à payer	1 148,16

Reçue le 12 mai

Date de règlement : 20 mai

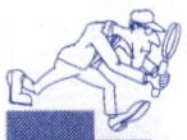

Le destinataire de la facture est : ☐ *la société GANCIO ?* ☐ *l'entreprise BALABAC ?*

Pour la société GANCIO :

Il s'agit d'une facture : ☐ *d'achat ?* ☐ *de vente ?*

D'après son activité, cette opération représente : ☐ *une immobilisation ?* ☐ *une charge ?*

Cet achat est destiné à : ☐ *entrer dans la composition d'un produit ?* ☐ *être revendu en l'état ?* ☐ *être consommé rapidement ?*

En conséquence, le montant H.T. représente un achat : ☐ *de marchandises ?* ☐ *de matières premières ?* ☐ *de fournitures ?*

Le montant de la T.V.A. est : ☐ *déductible ?* ☐ *collecté ?*

Le net à payer est dû : ☐ *au fournisseur ?* ☐ *au client ?*

L'enregistrement de cette facture s'effectue le : ☐ *10 mai ?* ☐ *12 mai ?*

- Codifiez dans le bordereau de saisie de la société GANCIO :
  - l'enregistrement de la facture n° 816,
  - l'enregistrement le 18 mai du règlement de la facture par chèque bancaire.

ENTREPRISE :		BORDEREAU DE SAISIE			Mois :
Jour	n° pièce	n° compte	Débit	Crédit	Libellé

TABARD

Détermination de la nature d'une facture d'achat

- La librairie TABARD a reçu, le 27 juin, la facture suivante des éditions DE BENOUAK.

Éditions DE BENOUAK

Doit
Librairie TABARD

le 26 juin — *Facture n° 473*

Désignation	*Q*	*P.U.*	*Montant*	*Taux T.V.A.*
Dictionnaire illustré	12	28,00	336,00	5,5 %
		Total H.T.	336,00	
Reçue le 27 juin		*Total T.V.A.*	18,48	
		Net à payer	354,48	

Date de règlement : 30 juin

Pour la libraire TABARD :

Le montant H.T. représente un achat : ☐ *de marchandises ?* ☐ *de matières premières ?* ☐ *de fournitures ?*

La facture doit être enregistrée le : ☐ *26 juin ?* ☐ *27 juin ?*

- Codifiez dans le ticket comptable de la librairie TABARD l'enregistrement de la facture.

TICKET COMPTABLE

Nature de l'opération :

Date :

Référence :

N° comptes	Sommes débitées	Sommes créditées
Totaux		

GOPHER

Détermination de la nature d'une facture d'achat

- La société GOPHER a reçu le 8 juillet la facture E.D.F. ci-contre.

EDF
GDF

Reçue le 8 juillet

Le 4 juillet

Doit
Sté GOPHER

Facture n° 483

Désignation	Montant H.T.	T.V.A. 19,6 %	Montant T.T.C.
Consommation électricité	590,00	115,64	705,64

Montant à régler avant le 15 juillet

Pour la société GOPHER :

Le montant H.T. représente un achat de fournitures : ☐ *stockées ?* ☐ *non stockées ?*

La facture doit être enregistrée le : ☐ *4 juillet ?* ☐ *8 juillet ?*

- Codifiez l'enregistrement de la facture dans le bordereau de saisie de la société GOPHER.

ENTREPRISE : — BORDEREAU DE SAISIE — Mois :

Jour	n° pièce	n° compte	Débit	Crédit	Libellé

MINYDOUN

Factures d'achat et leurs règlements

- La quincaillerie MINYDOUN a reçu les factures suivantes :

Sté BESSIN

Doit Ets MINYDOUN

le 14 avril — Facture n° 128

Désignation	Q	P.U.	Montant	Taux T.V.A.
Clef à mollettes	30	18,30	549,00	19,6 %
Jeu de clefs plates	20	22,90	458,00	19,6 %
Jeu de clefs à pipes	40	27,40	1 096,00	19,6 %
		Total H.T.	2 103,00	
		Total T.V.A.	412,19	
		Net à payer	2 515,19	

Reçue le 17 avril

Date de règlement : 22 avril

COHIBA S.A.

Doit Ets MINYDOUN

Facture n° 376 — le 11 avril

Désignation	Q	P.U.	Taux T.V.A.	Montant
Jeu de 5 tournevis	100	7,40	19,6 %	740,00
Boîte à outils	50	37,60	19,6 %	1 880,00
			Total H.T.	2 620,00
			Total T.V.A.	513,52
			Net à payer	3 133,52

Reçue le 12 avril

Montant à régler avant le 20 avril

Ets TALCY

Doit Ets MINYDOUN

Reçue le 10 avril

le 8 avril — Facture n° 319

Désignation	Q	P.U.	Montant	Taux T.V.A.
Marteau de mécanicien	60	13,10	786,00	19,6 %
Marteau de menuisier	40	11,20	448,00	19,6 %
		Total H.T.	1 234,00	
		Total T.V.A.	214,18	
		Net à payer	1 475,86	

Réglée par chèque bancaire le 11 avril

Date de règlement : 15 avril

GRAND MARCHÉ — le 5 avril

Doit Ets MINYDOUN

Reçue et réglée en espèces le 6 avril

Facture n° 281

Désignation	Montant H.T.	T.V.A. 19,6 %	Montant T.T.C.
Fournitures de bureau	57,60	11,29	68,89

Montant à régler à réception

Extrait du plan comptable de la quincaillerie MINYDOUN

401	Fournisseurs
606	Achats non stockés de matières et fournitures
607	Achats de marchandises

- Enregistrez ces factures et leurs règlements dans les comptes schématiques de la quincaillerie MINYDOUN.

- Les factures suivantes ont été adressées à l'entreprise AMARIGE fabricant de robes de mariées.

Coutellerie LAGADO — **Doit** AMARIGE
Reçue le 18 octobre
le 16 octobre — Facture n° 545

Désignation	Q	P.U.	Montant	Taux T.V.A.
Paire de ciseaux tailleur	3	56,00	168,00	19,6 %
		Total H.T.	168,00	
		Total T.V.A.	32,93	
		Net à payer	200,93	

Réglée le 18 octobre par chèque bancaire
Date de règlement : 20 octobre

Tissus MONCLAR — **Doit** AMARIGE
Facture n° 793 — le 29 octobre

Désignation	Q	P.U.	Taux T.V.A.	Montant
Tissus blanc en 140	150 m	37,50	19,6 %	5 625,00
			Total H.T.	5 625,00
			Total T.V.A.	1 102,50
			Net à payer	6 727,50

Reçue le 30 octobre
Date de règlement : 15 novembre

Papeterie KOSCO — **Doit** AMARIGE
le 13 octobre — Facture n° 473

Désignation	Q	P.U.	Montant	Taux T.V.A.
Ramette de papier	1	9,76	9,76	19,6 %
		Total H.T.	9,76	
		Total T.V.A.	1,91	
		Net à payer	11,67	

Reçue et réglée le 13 octobre en espèces
Date de règlement : ce jour au comptant

Tissus MONCLAR — **Doit** AMARIGE
Reçue le 11 octobre
Facture n° 716 — le 10 octobre

Désignation	Q	P.U.	Taux T.V.A.	Montant
Voile de mariée	100 m	11,10	19,6 %	1 110,00
			Total H.T.	1 110,00
			Total T.V.A.	217,56
			Net à payer	1 327,56

Réglée par chèque postal le 19 octobre
Date de règlement : 20 octobre

Ets NANCAY — **Doit** AMARIGE
Reçue le 20 octobre
le 18 octobre — Facture n° 628

Désignation	Q	P.U.	Montant	Taux T.V.A.
Rouleau de ruban soie	25	42,40	1 060,00	19,6 %
		Total H.T.	1 060,00	
		Total T.V.A.	207,76	
		Net à payer	1 267,76	

Date de règlement : 31 octobre

Nantaise des Eaux — Le 14 octobre — **Doit** AMARIGE
Reçue le 16 octobre
Facture n° 692

Désignation	Montant H.T.	T.V.A. 19,6 %	Montant T.T.C.
Consommation eau mois de septembre	590,60	115,75	706,35

Montant à régler avant le 31 octobre

Extrait du plan comptable de l'entreprise AMARIGE

401	Fournisseurs
601	Achats non stockés – matières premières et fournitures
606	Achats non stockés de matières et fournitures

- Enregistrez ces factures et leurs règlements dans le journal de l'entreprise AMARIGE (tracé non fourni).

ALBROSIO

Factures d'achat de nature et conditions différentes

- Les établissements ALBROSIO ont pour activité l'élevage et la commercialisation d'escargots.

  La modernisation du service d'expédition a entraîné l'achat d'un tapis roulant.

  Les Ets ALBROSIO ont reçu, le 16 août, la facture relative à cette acquisition.

DARBOY Équipements

Doit
Ets ALBROSIO

Facture n° 572 — le 14 août

Désignation	Taux T.V.A.	Montant
Tapis roulant automatisé	19,6 %	9 542,00
	Total H.T.	9 542,00
Reçue le 16 août	Total T.V.A.	1 870,23
	Net à payer	11 412,23

Date de règlement : 30 août

- Codifiez l'enregistrement de cette facture dans le bordereau de saisie des Ets ALBROSIO après avoir répondu aux questions.

Pour la société ALBROSIO :

L'achat noté sur la facture correspond à : ☐ *une immobilisation ?* ☐ *une charge ?*

Le total TVA correspond à de la TVA : ☐ *déductible ?* ☐ *collectée ?* ☐ *déductible sur immobilisation ?*

Le net à payer est du à : ☐ *un fournisseur ?* ☐ *un client ?* ☐ *un fournisseur d'immobilisation?*

- Le lendemain, les établissements ALBROSIO ont reçu une facture concernant l'achat annuel de produit désinfectant pour nettoyer les locaux d'élevage d'escargots. Ce produit livré en bidons de 25 litres est stocké.

SANDRO SA — le 14 août

Doit
Ets ALBROSIO

Facture n° 839

Désignation	Q	P.U.	T.V.A.	Montant
Désinfectant industriel Remise 15 %	250	14,50	19,6 %	3 625,00 – 543,75
			Net commercial	3 081,25
Reçue le 17 août			Total T.V.A.	603,92
			Net à payer	3 685,17

Date de règlement : le 25 août

- Codifiez l'enregistrement de la facture dans le bordereau de saisie des Ets ALBROSIO après avoir répondu aux questions.

Pour la société ALBROSIO :

La facture correspond à un achat : ☐ *d'immobilisations ?* ☐ *de marchandises ?* ☐ *de fournitures ?*

La remise est une réduction de nature : ☐ *commerciale ?* ☐ *financière ?*

En conséquence, son montant : ☐ *s'enregistre en comptabilité ?* ☐ *ne s'enregistre pas en comptabilité ?*

ENTREPRISE : — BORDEREAU DE SAISIE — Mois :

Jour	n° pièce	n° compte	Débit	Crédit	Libellé

TILDA

Factures d'achat de nature et conditions différentes et leurs règlements

- Les factures suivantes ont été reçues par la boulangerie TILDA.

Minoterie LOROY

Reçue le 10 février

Doit Boulangerie TILDA

le 7 février — Facture n° 173

Désignation	Q	P.U.	Montant	Taux T.V.A.
Sac de 50 kg farine de blé Remise 10 %	15	25,00	375,00 – 37,50	5,5%
		Total H.T.	337,50	
		Total T.V.A.	18,56	
		Net à payer	356,06	

Réglée par chèque bancaire le 15 février

Date de règlement : 15 février

Confiserie CYRAC

Reçue le 7 février

Doit Boulangerie TILDA

Facture n° 347 — le 5 février

Désignation	Q	P.U.	Taux T.V.A.	Montant
Sachet de nougat (500 g)	100	6,35	19,6 %	635,00
Tablette de chocolat (150 g) Rabais 12 %	200	2,85	19,6 %	570,00 – 144,60
			Total H.T.	1 060,40
			Total T.V.A.	207,84
			Net à payer	1 268,24

Réglée par chèque postal le 12 février

Date de règlement : 15 février

Ets STRETFORD

Doit Boulangerie TILDA

le 16 février — Facture n° 298

Désignation	Montant	Taux T.V.A.
Pétrin mécanique à broches variables	11 260,00	19,6 %
Total H.T.	11 260,00	
Total T.V.A.	2 206,96	
Net à payer	13 466,96	

Reçue le 17 février

Date de règlement : fin de mois

Minoterie PHENIX

Doit Boulangerie TILDA

Facture n° 184 — le 17 février

Désignation	Q	P.U.	Taux T.V.A.	Montant
Farine "spécial banette"	325 kg	0,77	5,5 %	250,25
			Total H.T.	250,25
			Total T.V.A.	13,76
			Net à payer	264,01

Reçue et réglée par chèque bancaire le 19 février

Date de règlement : à réception

Ets WALTZER

Reçue le 11 février

Doit Boulangerie TILDA

le 9 février — Facture n° 421

Désignation	Q	P.U.	Montant	Taux T.V.A.
Emballage carton pour gâteaux Rabais 5 %	5 000	0,19	950,00 – 47,50	19,6 %
		Total H.T.	902,50	
		Total T.V.A.	176,89	
		Net à payer	1 079,39	

Réglée par chèque bancaire le 14 février

Date de règlement : 20 février

EDF GDF — Le 14 février

Reçue le 16 février

Doit Boulangerie TILDA

Facture n° 572

Désignation	Montant H.T.	T.V.A. 19,6 %	Montant T.T.C.
Consommation électricité du mois de janvier	858,00	168,17	1 026,17

Montant à régler avant le 1er mars

Extrait du plan comptable de la boulangerie TILDA

2154	Matériels et outillages industriels
401	Fournisseurs
404	Fournisseurs d'immobilisations
601	Achats stockés – Matières premières
602	Achats stockés – Autres approvisionnements
606	Achats non stockés de matières et fournitures
607	Achats de marchandises

- Enregistrez ces factures et leurs règlements dans un bordereau de saisie de la boulangerie TILDA (tracé non fourni).

BATAILLON

Factures d'achat comportant des réductions commerciales et financières

- La société BATAILLON est spécialisée dans la fabrication de soldats de plomb.
  Elle a reçu, le 21 juin, la facture suivante de son fournisseur habituel de matières premières.

VALPOR SA

Doit
Sté BATAILLON

le 18 juin — Facture n° 497

Désignation	Q	P.U.	Montant	Taux T.V.A.
Plomb pour moulage	300 kg	10,70	3 210,00	19,6 %
		Escompte 3 %	– 96,30	
		Total H.T.	3 113,70	
		Total T.V.A.	610,28	
		Net à payer	3 723,98	

Reçue le 21 juin

Date de règlement : 30 juin

Pour la société BATAILLON :

La facture correspond à un achat :
☐ de marchandises ?
☐ de matières premières ?

Le net commercial s'élève à :
☐ 3 113,70 € ? ☐ 3 210,00 € ?

L'escompte est une réduction de nature :
☐ commerciale ? ☐ financière ?

Son montant représente :
☐ une charge ? ☐ un produit ?

Il s'enregistre en comptabilité :
☐ oui ? ☐ non ?

- Codifiez l'enregistrement de cette facture dans le bordereau de saisie de la sté BATAILLON.

- Deux jours plus tard, la société BATAILLON reçoit des Ets MAGNANO la facture relative à une livraison de peinture.

Ets MAGNANO

Doit
Sté BATAILLON

Facture n° 641 — le 22 juin

Désignation	Q	P.U.	Taux T.V.A.	Montant
Pot de peinture pour plomb	50	37,50	19,6 %	1 875,00
Rabais 10 %				– 187,50
			Net commercial	1 687,50
			Escompte 2 %	– 33,75
			Total H.T.	1 653,75
			Total T.V.A.	324,13
			Net à payer	1 977,88

Reçue le 23 juin

Date de règlement : 30 juin

Pour la société BATAILLON :

La facture correspond à un achat :
☐ de marchandises ?
☐ de matières premières ?

Le net commercial s'élève à :
☐ 1 687,50 € ? ☐ 1 875,00 € ?

L'escompte est une réduction de nature :
☐ commerciale ? ☐ financière ?

Son montant représente :
☐ une charge ? ☐ un produit ?

Il s'enregistre en comptabilité :
☐ oui ? ☐ non ?

- Codifiez l'enregistrement de cette facture dans le bordereau de saisie de la sté BATAILLON.

ENTREPRISE : — BORDEREAU DE SAISIE — Mois :

Jour	n° pièce	n° compte	Débit	Crédit	Libellé

LADY JOLIE

Factures d'achat et leurs règlements

- Les factures suivantes ont été reçues par la parfumerie LADY JOLIE.

NATALIA FAIR SA

Reçue le 14 octobre

Doit
Parfumerie LADY JOLIE

le 13 octobre — Facture n° 682

Désignation	Q	P.U.	Montant	Taux T.V.A.
Flacon anti-rides	50	52,00	2 600,00	19,6 %
		Escompte 2 %	– 52,00	
		Total H.T.	2 548,00	
		Total T.V.A.	499,41	
		Net à payer	3 047,41	

Réglée le 20 octobre par chèque postal

Date de règlement : 20 octobre

Sté MISS ANNIE

Doit
Parfumerie LADY JOLIE

Facture n° 874 — le 18 octobre

Désignation	Q	P.U.	Taux T.V.A.	Montant
Rouge à lèvre n° 47 Rabais 10 %	75	15,00	19,6 %	1 125,00 – 112,50
			Net commercial	1 012,50
			Escompte 1 %	– 10,12
			Total H.T.	1 002,38
			Total T.V.A.	196,46
			Net à payer	1 198,84

Reçue le 19 octobre

Date de règlement : 25 octobre

Ets KARVER

Reçue le 16 octobre

Doit
Parfumerie LADY JOLIE

Facture n° 716 — le 14 octobre

Désignation	Q	P.U.	Taux T.V.A.	Montant
Eau de parfum *"Karver"* Eau de toilette *"Karver"* Rabais 15 %	70 120	18,50 24,00	19,6 % 19,6 %	1 295,00 2 880,00 – 626,25
		Net commercial		3 548,75
		Total T.V.A.		695,55
		Net à payer		4 244,30

Réglée le 23 octobre par chèque bancaire

Date de règlement : 25 octobre

Sté GO DARLY

Reçue le 11 octobre

Doit
Parfumerie LADY JOLIE

Facture n° 814 — le 10 octobre

Désignation	Q	P.U.	Taux T.V.A.	Montant
Coffret de 40 flacons de vernis à ongles	80	47,00	19,6 %	3 760,00
		Escompte 3 %		– 112,80
		Total H.T.		3 647,20
		Total T.V.A.		714,85
		Net à payer		4 362,05

Réglée par chèque bancaire le 18 octobre

Date de règlement : 20 octobre

Imprimerie TICARELLA — Le 20 octobre

Reçue le 21 octobre

Doit
Parfumerie LADY JOLIE

Facture n° 822

Désignation	Montant H.T.	T.V.A. 19,6 %	Montant T.T.C.
120 rouleaux "papier cadeaux" pour emballage	988,00	193,65	1 181,65

Date de règlement : 28 octobre

Ets VIBRACOX

Doit
Parfumerie LADY JOLIE

le 12 octobre — Facture n° 622

Désignation	Q	P.U.	Montant	Taux T.V.A.
Ruban imprimante	1	9,80	9,80	19,6 %
		Total H.T.	9,80	
		Total T.V.A.	1,92	
		Net à payer	11,72	

Reçue et réglée le 12 octobre en espèces

Date de règlement : comptant ce jour

Extrait du plan comptable de la parfumerie LADY JOLIE

401	Fournisseurs
602	Achats stockés – Autres approvisionnements
606	Achats non stockés de matières et fournitures
607	Achats de marchandises
765	Escomptes obtenus

- Enregistrez ces factures et leurs règlements dans le journal de la parfumerie LADY JOLIE (tracé non fourni).

CHAPITRE 11

LES FACTURES DE SERVICES EXTÉRIEURS

FLAMBOR

Factures de services extérieurs

- La société FLAMBOR fabrique des appareils de chauffage électrique.

  À la suite d'un violent orage, la vitrine de son magasin d'exposition a été endommagée.

  Le 8 juillet, elle reçoit de la société MAISONNAIS la facture relative à la réparation.

Ets MAISONNAIS

Doit
Société FLAMBOR

Facture n° 612 — le 6 juillet

Désignation	Montant	Taux T.V.A.
Réparation vitrine magasin	1 200,00	19,6 %
Total H.T.	1 200,00	
Total T.V.A.	235,20	
Net à payer	1 435,20	

Reçue le 8 juillet

Date de règlement : 15 juillet

Pour la société FLAMBOR :

La nature de l'opération notée sur la facture correspond à :
☐ *un achat ?* ☐ *un service extérieur ?*

Le montant de la T.V.A. est :
☐ *déductible ?* ☐ *collectée ?*

Le net à payer est dû :
☐ *au fournisseur ?* ☐ *au client ?*

- Codifiez l'enregistrement de la facture dans le bordereau de saisie ci-dessous de la société FLAMBOR.

- À titre de documentation, la société FLAMBOR s'est abonnée à une revue professionnelle et reçoit, le 9 juillet, la facture ci-contre.

SPRINT SA — le 8 juillet

Reçue le 9 juillet

Doit
FLAMBOR

Facture n° 583

Désignation	Montant H.T.	T.V.A. 2,1 %	Montant T.T.C.
Abonnement à la revue professionnelle "Le Feu"	128,00	2,69	130,69

Montant à régler le : 15 juillet

Pour la société FLAMBOR :

La nature de la charge notée sur la facture représente :
☐ *un achat ?* ☐ *un service extérieur ?*

- Codifiez l'enregistrement de la facture dans le bordereau de saisie de la société FLAMBOR.

ENTREPRISE : — BORDEREAU DE SAISIE — Mois :

Jour	n° pièce	n° compte	Débit	Crédit	Libellé

- Le fleuriste FLEUR BORÉALE a reçu les documents suivants :

Quincaillerie BUNCLODY
Doit FLEUR BORÉALE
Reçue le 7 mai
le 7 mai — Facture n° 385

Désignation	Q	P.U.	Montant	Taux T.V.A.
Sécateur	1	8,90	8,90	19,6 %
Réglée en espèces ce jour		Total H.T.	8,90	
		Total T.V.A.	1,74	
		Net à payer	10,64	

Date de règlement : ce jour en espèces

Pépinières SIERRO
Doit FLEUR BORÉALE
Facture n° 534 — le 9 mai

Désignation	Q	P.U.	Taux T.V.A.	Montant
Botte de 10 œillets	50	4,85	19,6 %	242,50
Botte de 10 roses	150	5,24	19,6 %	786,00
Reçue le 10 mai			Total H.T.	1 028,50
			Total T.V.A.	201,58
			Net à payer	1 230,08

Date de règlement : 15 mai

Garage BOLAR
Doit FLEUR BORÉALE
Reçue le 12 mai
Facture n° 674 — le 10 mai

Désignation	Montant	Taux T.V.A.
Réparation camionnette TRAFIC	493,90	19,6 %
Réglée par chèque bancaire le 16 mai — Total H.T.	493,90	
Total T.V.A.	96,80	
Net à payer	590,70	

Date de règlement : 17 mai

Transports PAMDAL
Doit FLEUR BORÉALE
Reçue le 11 mai
Facture n° 468 — le 9 mai

Désignation	Q	P.U.	Taux T.V.A.	Montant
Transport de bottes d'œillets et de roses	1	80,50	19,6 %	80,50
Réglée par chèque postal le 14 mai			Total H.T.	80,50
			Total T.V.A.	15,78
			Net à payer	96,28

Date de règlement : 15 mai

Ets NOAWA
Doit FLEUR BORÉALE
le 12 mai — Facture n° 381

Désignation	Q	P.U.	Montant	Taux T.V.A.
Porte-clefs publicitaires	1 500	0,55	825,00	19,6 %
Reçue le 13 mai		Total H.T.	825,00	
		Total T.V.A.	161,70	
		Net à payer	986,70	

Date de règlement : 31 mai

LA POSTE

REÇU

- Achat de timbres-poste .... [X]
- Affranchissement d'objets de correspondance ordinaires .... [ ]
- Achat d'emballages postaux .... [ ]

Montant *45,00 €*

le 8 mai
Visa de l'agent
m — *Payé en espèces ce jour*

Extrait du plan comptable du fleuriste FLEUR BORÉALE

401	Fournisseurs
606	Achats non stockés de matières et fournitures
607	Achats de marchandises
615	Entretien et réparations
623	Publicité, publications, relations publiques
6241	Transports sur achats
626	Frais postaux et frais de télécommunications

- Enregistrez ces factures et leurs règlements dans le bordereau de saisie du fleuriste FLEUR BORÉALE (tracé non fourni).

IRENELLA

Factures d'achat, de services extérieurs et leurs règlements

- Les établissements IRENELLA, revendeurs de cycles, ont reçu les factures suivantes.

JARMO

Doit
Ets IRENELLA

le 18 mars — Facture n° 148

Désignation	Montant	Taux T.V.A.
Réparation enseigne lumineuse	1 135,00	19,6 %
Escompte 2 %	– 22,70	
Total H.T.	1 112,30	
Total T.V.A.	218,01	
Net à payer	1 330,31	

Reçue le 19 mars

Date de règlement : 31 mars

Sté PRIMA VOCE

Doit
Ets IRENELLA

Reçue le 12 mars

Facture n° 173 — le 11 mars

Désignation	Taux T.V.A.	Montant
Annonce publicitaire	19,6 %	1 900,00
Rabais 10 %		– 190,00
Net commercial		1 710,00
Escompte 1 %		– 17,10
Total H.T.		1 692,90
Total T.V.A.		331,81
Net à payer		2 024,71

Réglée par chèque bancaire le 15 mars

Date de règlement : 15 mars

Sté HIRONDO

Doit
Ets IRENELLA

Facture n° 213 — le 15 mars

Désignation	Q	P.U.	Taux T.V.A.	Montant
Vélo hollandais homme	12	150,00	19,6 %	1 800,00
Vélo hollandais femme	14	143,00	19,6 %	2 002,00
Remise 10 %				– 380,20
Net commercial				3 421,80
Total T.V.A.				670,67
Net à payer				4 092,47

Reçue le 17 mars

Date de règlement : 31 mars

France Télécom

Doit
Ets IRENELLA

le 19 mars — Facture n° 0709

Désignation	Montant	Taux T.V.A.
Abonnement du 04/03 au 05/05	11,50	19,6 %
Consommation du 08/01 au 06/03	379,17	19,6 %
Total H.T.	390,67	
Total T.V.A.	76,57	
Net à payer	467,24	

Reçue le 21 mars

Somme totale à payer avant le : 09 avril

Cabinet CORTON — le 08 mars

Reçue le 10 mars

Doit
Ets IRENELLA

Facture n° 135

Désignation	Montant H.T.	T.V.A. 19,6 %	Montant T.T.C.
Honoraires février expert-comptable	762,00	149,35	911,35

Date de règlement : 20 mars *Réglée le 20 mars par chèque postal*

Sté CLEAR HERO

Reçue le 11 mars

Doit
Ets IRENELLA

le 10 mars — Facture n° 201

Désignation	Montant	Taux T.V.A.
Nettoyage vitrine magasin du mois de février	228,00	19,6 %
Total H.T.	228,00	
Total T.V.A.	44,69	
Net à payer	272,69	

Réglée par chèque bancaire le 18 mars

Date de règlement : 20 mars

Extrait du plan comptable des Ets IRENELLA

401	Fournisseurs
607	Achats de marchandises
615	Entretien et réparations
622	Rémunérations d'intermédiaires et d'honoraires
623	Publicité, publications, relations publiques
626	Frais postaux et frais de télécommunications
765	Escomptes obtenus

- Enregistrez ces factures et leurs règlements dans le journal des Ets IRENELLA (tracé non fourni).

- La boucherie SANZIO a reçu les factures suivantes :

Ets LAGADO — *Reçue le 8 septembre* — **Doit** Boucherie SANZIO

le 7 septembre — Facture n° 734

Désignation	Q	P.U.	Montant	Taux T.V.A.
Couteau à désosser	1	37,70	37,70	19,6 %
Réglée ce jour en espèces		Total H.T.	37,70	
		Total T.V.A.	7,39	
		Net à payer	45,09	

Date de règlement : ce jour au comptant

Sté PAOON — *Reçue le 6 septembre* — **Doit** Boucherie SANZIO

Facture n° 738 — le 5 septembre

Désignation	Q	P.U.	Taux T.V.A.	Montant
Pintade du Gers	400 kg	7,52	5,5 %	3 008,00
Remise 5 %				– 150,40
Réglée par chèque bancaire le 15 septembre			Total H.T.	2 857,60
			Total T.V.A.	157,17
			Net à payer	3 014,77

Date de règlement : 15 septembre

Imprimerie SKAGS — *Reçue le 7 septembre* — **Doit** Boucherie SANZIO

le 6 septembre — Facture n° 692

Désignation		Montant	Taux T.V.A.
Éditions de 5 000 prospectus publicitaires		518,00	19,6 %
Remise 10 %		– 51,80	
Réglée par chèque bancaire le 14 septembre	Total H.T.	466,20	
	Total T.V.A.	91,37	
	Net à payer	557,57	

Date de règlement : 15 septembre

Transports TUDY — *Reçue le 9 septembre* — **Doit** Boucherie SANZIO

Facture n° 573 — le 7 septembre

Désignation	Taux T.V.A.	Montant
Transport de 400 kg de pintades	19,6 %	67,00
Réglée par chèque postal le 10 septembre	Total H.T.	67,00
	Total T.V.A.	13,13
	Net à payer	80,13

Date de règlement : 12 septembre

Sté COQ ROYAL — *Reçue le 4 septembre* — **Doit** Boucherie SANZIO

le 3 septembre — Facture n° 513

Désignation	Q	P.U.	Montant	Taux T.V.A.
Cageot de 25 poulets	10	78,90	789,00	5,5 %
		Escompte 2 %	– 15,78	
Réglée par chèque bancaire le 12 septembre		Total H.T.	773,22	
		Total T.V.A.	42,53	
		Net à payer	815,75	

Date de règlement : 15 septembre

Ets MEPA — le 11 septembre — *Reçue le 13 septembre* — **Doit** Boucherie SANZIO

Facture n° 632

Désignation	Montant H.T.	T.V.A. 19,6 %	Montant T.T.C.
400 ramettes de papier emballage alimentaire	424,20	83,14	507,34

Date de règlement : 20 septembre

Extrait du plan comptable de la boucherie SANZIO

401	Fournisseurs
602	Achats stockés – Autres approvisionnements
606	Achats non stockés de matières et fournitures
607	Achats de marchandises
623	Publicité, publications, relations publiques
6241	Transports sur achats
765	Escomptes obtenus

- Enregistrez ces factures et leurs règlements dans un bordereau de saisie de la boucherie SANZIO (tracé non fourni).

CHAPITRE 12

LES FACTURES D'AVOIR REÇUES

HYPE

Retours sur achats

- La société HYPE est spécialisée dans l'installation de systèmes d'alarme et de protection. Elle a reçu, le 9 avril, la facture ci-contre de son fournisseur principal QUARTZ s.a.

- Enregistrez la facture dans les comptes schématiques de la société HYPE ci-dessous.

QUARTZ s.a.

Doit
Sté HYPE

le 5 avril — Facture n° 276

Désignation	Q	P.U.	Montant	Taux TVA
Alarme électronique ATX	5	571,00	2 855,00	19,6 %
Digicode ELM	50	83,40	4 170,00	19,6 %
Total			7 025,00	
Remise 10 %			– 702,50	
Net commercial			6 322,50	
Total TVA			1 239,21	
Net à payer			7 561,71	

Reçue le 9 avril

Date de règlement : 25 avril

- Après vérification de la livraison, la société HYPE constate que le modèle des digicodes fournis ne correspond pas à celui commandé. Après réclamation et retour de la marchandise, QUARTZ s.a. adresse à la sté HYPE la facture d'avoir ci-contre.

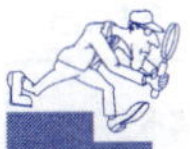

Le destinataire de la facture d'avoir est :
☐ *QUARTZ s.a.* ☐ *la sté HYPE*

Pour la société HYPE :

Cette facture d'avoir constate un retour sur :
☐ *vente ?* ☐ *achat ?*

Les comptes utilisés pour enregistrer la facture initiale et la facture d'avoir sont :
☐ *identiques ?* ☐ *différents ?*

Ils fonctionnent :
☐ *de manière identique ?*
☐ *en sens contraire ?*

L'enregistrement de la facture s'effectue le :
☐ *18 avril ?* ☐ *20 avril ?*

QUARTZ s.a.

Avoir
Sté HYPE

le 18 avril — Facture d'avoir n° 41

Désignation	Q	P.U.	Montant	Taux TVA
Votre retour de digicode non conforme	50	83,40	4 170,00	19,6 %
Total			4 170,00	
Remise 10 %			– 417,00	
Net commercial			3 753,00	
Total TVA			735,59	
Net avoir			4 488,59	

Reçue le 20 avril

Net à votre crédit

- Enregistrez la facture dans les comptes schématiques de la société HYPE.

GARDEN CENTER — *Retours et règlements du solde*

- La grande surface GARDEN CENTER, spécialiste en produits de jardinage, a reçu les factures suivantes :

STEFLY S.A.

Reçue le 14 juin

Doit
GARDEN CENTER

Facture n° 411 — le 12 juin

Désignation	Taux T.V.A.	Montant
200 bacs Ø 50 à réserve d'eau	19,6 %	2 079,00
Rabais 10 %		– 207,90
Total H.T.		1 871,10
Total T.V.A.		366,73
Net à payer		2 237,83

Réglée par chèque bancaire le 18 juin

Date de règlement : 20 juin

TERRE DES PARCS

Reçue le 16 juin

Avoir
GARDEN CENTER

le 15 juin — Facture d'avoir n° 104

Désignation	Q	P.U.	Montant	Taux TVA
Retour sac de 50 litres de terreau endommagé	50	8,90	445,00	19,6 %
Total			445,00	
Remise 5 %			– 22,25	
Net commercial			422,75	
Total TVA			82,86	
Net avoir			505,61	

Chèque remis en banque le 17 juin

Chèque de remboursement joint

Sté PERENO

Avoir
GARDEN CENTER

Facture AV n° 52 — le 9 juin

Désignation	Q	P.U.	Taux TVA	Montant
Retour tuyau arrosage Ø 20 mm	30	11,10	19,6 %	333,00
Total H.T.				333,00
Total T.V.A.				65,27
Net avoir				398,27

Reçue le 11 juin

Valeur en votre compte

STEFLY S.A.

Reçue le 26 juin

Avoir
GARDEN CENTER

Avoir n° 82 — le 25 juin

Désignation	Taux T.V.A.	Montant
Retour de 50 bacs Ø 50 à réserve d'eau	19,6 %	517,50
Rabais 10 %		– 51,75
Total H.T.		465,75
Total T.V.A.		91,29
Net avoir		557,04

Chèque remis en banque le 27 juin

Chèque de remboursement joint

TERRE DES PARCS

Reçue le 4 juin

Doit
GARDEN CENTER

le 2 juin — Facture n° 437

Désignation	Q	P.U.	Montant	Taux TVA
Sac de 50 litres de terreau	150	8,90	1 335,00	19,6 %
Total			1 335,00	
Remise 5 %			– 66,75	
Net commercial			1 268,25	
Total TVA			248,58	
Net à payer			1 516,83	

Réglée le 13 juin par chèque postal

Date de règlement : 15 juin

Ets STOP PRESS — le 18 juin

Reçue le 20 juin

Avoir
GARDEN CENTER

Facture AV n° 23

Désignation	Montant HT	TVA 19,6 %	Net avoir
Retour objets publicitaires non conformes	730,00	143,08	873,08

Net à votre crédit

Extrait du plan comptable du magasin GARDEN CENTER

401 Fournisseurs
607 Achats de marchandises
623 Publicité, publications, relations publiques

- Enregistrez ces factures et leurs règlements dans un bordereau de saisie (tracé non fourni) chez GARDEN CENTER.

SAINT MALO

Retours avec escompte

- La société SAINT MALO fabrique des cordages, à base de filasse, pour la marine.

  Le 11 juillet, elle reçoit de son fournisseur CHAMBY la facture ci-contre.

- Enregistrez la facture dans les comptes schématiques de la société SAINT MALO ci-dessous.

Ets CHAMBY

Doit
Sté SAINT MALO

le 9 juillet — Facture n° 602

Désignation	Q	P.U.	Montant	Taux TVA
Ballot de 100 kg de filasse	25	67,00	1 675,00	19,6 %
		Escompte 1,5 %	– 25,12	
Reçue le 11 juillet		Total H.T.	1 649,88	
		Total TVA	323,37	
		Net à payer	1 973,25	

Date de règlement : 20 juillet

- La société SAINT MALO constate, à la livraison, que 5 ballots de filasse sont endommagés. Les Ets CHAMBY les récupèrent et leur adressent la facture d'avoir suivante.

Ets CHAMBY

Avoir
Sté SAINT MALO

le 16 juillet — Avoir n° 76

Désignation	Q	P.U.	Montant	Taux TVA
Retour ballot filasse	5	67,00	335,00	19,6 %
		Escompte 1,5 %	– 5,02	
Reçue le 18 juillet		Total H.T.	329,98	
		Total TVA	64,67	
		Net avoir	394,65	

Net à votre crédit

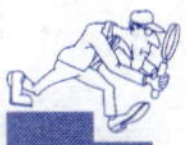

Le destinataire de la facture d'avoir est :
☐ *la Sté SAINT MALO* ☐ *les Ets CHAMBY*

Pour la société SAINT MALO :

Cette facture d'avoir constate un retour sur :
☐ *vente ?* ☐ *achat ?*

Les comptes concernés pour l'enregistrement de la facture initiale et la facture d'avoir sont :
☐ *identiques ?* ☐ *différents ?*

Ils fonctionnent :
☐ *dans le même sens ?*
☐ *en sens contraire ?*

L'enregistrement de la facture s'effectue le :
☐ *16 juillet ?* ☐ *18 juillet ?*

- Enregistrez la facture dans les comptes schématiques de la société SAINT MALO.

- Les établissements SUN MUSIC, disquaires, ont reçu les factures suivantes :

MUSICOS S.A. — *Reçue le 6 janvier*

Doit SUN MUSIC

Facture n° 041 — le 4 janvier

Désignation	Q	P.U.	Taux T.V.A.	Montant
CD Country music	300	18,45	19,6 %	5 535,00
		Escompte 2 %		– 110,70
		Total H.T.		5 424,30
		Total T.V.A.		1 063,16
		Net à payer		6 487,46

Réglée par chèque postal le 17 janvier

Date de règlement : 18 janvier

MUSIC TRICK — *Reçue le 10 janvier*

Avoir SUN MUSIC

le 8 janvier — Facture AV n° 002

Désignation	Q	P.U.	Montant	Taux TVA
Retour CD ROM	30	19,00	570,00	19,6 %
	Escompte 2 %		– 11,40	
	Total H.T.		558,60	
	Total TVA		109,48	
	Net avoir		668,08	

Chèque remis en banque le 11 janvier

Chèque de remboursement joint

MUSICAL HIGH

Avoir SUN MUSIC

le 6 janvier — Avoir n° 009

Désignation	Montant	Taux TVA
Votre retour de 34 cassettes non conformes	450,00	19,6 %
Remise 10 %	– 45,00	
Total H.T.	405,00	
Total T.V.A.	79,38	
Net avoir	484,38	

Reçue le 7 janvier

Net à votre crédit

Papeterie PAXILA

Avoir SUN MUSIC

Facture d'avoir n° 5 — le 11 janvier

Désignation	Taux T.V.A.	Montant
Votre retour de 200 ramettes de papier non conformes à la commande	19,6 %	1 689,00
Total H.T.		1 689,00
Total T.V.A.		331,04
Net avoir		2 020,04

Reçue le 13 janvier

Net à votre crédit

MUSICOS S.A. — *Reçue le 23 janvier*

Avoir SUN MUSIC

Avoir n° 018 — le 21 janvier

Désignation	Q	P.U.	Taux T.V.A.	Montant
Retour C.D. Country music endommagé	15	18,45	19,6 %	276,25
		Escompte 2 %		– 5,53
		Total H.T.		271,22
		Total T.V.A.		53,16
		Net avoir		324,38

Chèque remis en banque le 24 janvier

Chèque de remboursement joint

Sté BOQUEN — le 12 janvier

Espèces et facture reçues le 12 janvier

Avoir SUN MUSIC

Avoir n° 007

Désignation	Montant HT	TVA 19,6 %	Net avoir
Retour ruban imprimante non conforme	14,10	2,76	16,86

Remboursement comptant en espèces ce jour

Extrait du plan comptable des Ets SUN MUSIC

- 401 Fournisseurs
- 602 Achats stockés - Autres approvisionnements
- 606 Achats non stockés de matières et fournitures
- 607 Achats de marchandises
- 765 Escomptes obtenus

- Enregistrez ces factures et leurs règlements dans un bordereau de saisie (tracé non fourni) chez SUN MUSIC

VALBORG

Réductions commerciales et financières

- L'entreprise VALBORG fabrique des raquettes de tennis.

  Le 18 novembre, elle reçoit de son fournisseur DAVIS CUP la facture d'avoir ci-contre.

Sté DAVIS CUP le 15 novembre	**Avoir** VALBORG Avoir n° 87	
Désignation	Montant	Taux TVA
Rabais de 15 % omis sur facture n° 614 du 7 novembre, soit 5 680,00 x 15 %	852,00	19,6 %
Reçue le 18 novembre — Total TVA	166,99	
Net avoir	1 018,99	
Net à votre crédit		

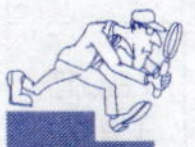

Le destinataire de la facture d'avoir est :
- ☐ *la Sté DAVIS CUP ?*
- ☐ *l'entreprise VALBORG ?*

Pour l'entreprise VALBORG :

Cette facture d'avoir constate une réduction :
☐ *accordée ?* ☐ *obtenue ?*

De nature :
☐ *commerciale ?* ☐ *financière ?*

Elle correspond par rapport à la facture initiale :
- ☐ *à une diminution de charge ?*
- ☐ *à un produit financier ?*

- Codifiez l'enregistrement de la facture dans le bordereau de saisie de l'entreprise VALBORG ci-dessous.

- L'entreprise VALBORG a reçu, le 21 novembre, de son fournisseur CORDELIA S.A. la facture d'avoir suivante.

CORDELIA S.A. Facture AV n° 58	**Avoir** VALBORG le 20 novembre	
Désignation	Taux T.V.A.	Montant
Escompte de 2 % sur facture n° 607 du 9 novembre pour règlement comptant soit 2 670,00 x 2 %	19,6 %	53,40
Reçue le 21 novembre — Total H.T.		53,40
Total TVA		10,46
Net avoir		63,86
Valeur en votre compte		

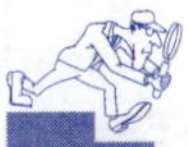

Le destinataire de la facture d'avoir est :
- ☐ *l'entreprise VALBORG ?*
- ☐ *CORDELIA S.A. ?*

Pour l'entreprise VALBORG :

Cette facture d'avoir constate une réduction :
☐ *accordée ?* ☐ *obtenue ?*

De nature :
☐ *commerciale ?* ☐ *financière ?*

Elle correspond par rapport à la facture initiale :
- ☐ *à une diminution de charge ?*
- ☐ *à un produit financier ?*

- Codifiez l'enregistrement de la facture dans le bordereau de saisie de l'entreprise VALBORG.

ENTREPRISE : BORDEREAU DE SAISIE Mois :

Jour	n° pièce	n° compte	Débit	Crédit	Libellé

- La société MARTIEN S.A., spécialisée dans la diffusion de jeux vidéo, a reçu les factures suivantes :

Sté PLAY OFF — **Avoir** MARTIEN S.A.
Avoir n° 083 — le 17 août

Désignation	Taux T.V.A.	Montant
Escompte de règlement de 3 % sur facture n° 837 du 4 août soit 11 930,00 x 3 %	19,6 %	357,90
Total T.V.A.		70,15
Net avoir		428,05

Reçue le 19 août

Net à votre crédit

LIGHT FINGER — **Avoir** MARTIEN S.A.
Reçue le 29 août
le 28 août — Facture AV n° 67

Désignation	Q	P.U.	Montant	Taux TVA
Votre retour logiciel jeu	7	43,10	301,70	19,6 %
Remise 5 %			– 15,08	
Net commercial			286,62	
Escompte 1,5 %			– 4,30	
Total H.T.			282,32	
Total TVA			55,33	
Net avoir			337,65	

Chèque remis en banque le 30 août

Chèque joint

LIGHT FINGER — **Doit** MARTIEN S.A.
Reçue le 18 août
le 17 août — Facture n° 948

Désignation	Q	P.U.	Montant	Taux TVA
Logiciel jeu	75	43,10	3 232,50	19,6 %
Remise 5 %			– 161,62	
Net commercial			3 070,88	
Escompte 1,5 %			– 46,06	
Total H.T.			3 024,82	
Total TVA			592,86	
Net à payer			3 617,68	

Réglée par chèque bancaire le 23 août

Date de règlement : 25 août

MEMORY MAGIC — **Avoir** MARTIEN S.A.
Reçue le 14 août
Avoir n° A27 — le 12 août

Désignation	Taux T.V.A.	Montant
Votre retour de 22 manettes de jeux non conformes à la commande	19,6 %	463,80
Remise 15 %		– 69,57
Total H.T.		394,23
Total T.V.A.		77,27
Net avoir		471,50

Chèque remis aux CCP le 16 août

Chèque de remboursement joint

Sté TOLIRIS — le 10 août
Reçue le 12 août
Avoir MARTIEN S.A.
Avoir n° 026

Désignation	Montant HT	TVA 19,6 %	Net avoir
Retour produit d'entretien non conforme	25,50	4,99	30,49

Net à votre crédit

SHAW S.A. — **Avoir** MARTIEN S.A.
Reçue le 7 août
le 6 août — Facture AV n° 107

Désignation	Montant	Taux T.V.A.
Ristourne de 2,5 % sur vos achats du 1er semestre	210,00	19,6 %
Total T.V.A.	41,16	
Net avoir	251,16	

Chèque remis en banque le 9 août

Chèque de remboursement joint

Extrait du plan comptable de MARTIEN S.A.

- 401 Fournisseurs
- 606 Achats non stockés de matières et fournitures
- 607 Achats de marchandises
- 609 Rabais, remises et ristournes obtenus sur achats
- 765 Escomptes obtenus

- Enregistrez ces factures et leurs règlements dans un bordereau de saisie (tracé non fourni) chez MARTIEN S.A.

CHAPITRE 13

LES RÈGLEMENTS

MONTPERLE

Règlements par chèque bancaire et espèces

- L'entreprise MONTPERLE vend et installe des coffres-forts.

  Le 11 juin, elle a établi et envoyé un chèque bancaire en règlement de la facture n° 508 de la société BLENDED, reçue le 4 juin.

  Le talon de chèque justificatif du paiement est le suivant :

> **Chèque n° 0035874**
>
> B.P.€. 13.757,60
>
> Bénéficiaire :
> Sté BLENDED
> Règlement
> Facture 708
>
> Le 11 Juin
>
> Crédit Lyonnais

Pour l'entreprise MONTPERLE

Le paiement correspond au règlement d'une dette déjà enregistrée :
☐ *oui ?* ☐ *non ?*

Le justificatif comptable du paiement est :
☐ *le chèque ?* ☐ *le talon de chèque ?*

L'enregistrement du règlement s'effectue le :
☐ *4 juin ?* ☐ *11 juin ?*

- Enregistrez cette opération dans le bordereau de saisie de l'entreprise MONTPERLE ci-dessous.

- Le 15 juin, un pourboire de 10 € a été donné à un livreur de coffres-forts.

  La sortie d'espèces est constatée par la pièce de caisse ci-contre.

> Pièce de caisse n° 36.
>
> Date : 15 juin
>
> Objet : Pourboire livreur

Recettes	Dépenses
/	10,00

Pour l'entreprise MONTPERLE

Le pourboire correspond au règlement d'une dette déjà enregistrée : ☐ *oui ?* ☐ *non ?*

La pièce de caisse est le seul justificatif comptable de la remise du pourboire : ☐ *oui ?* ☐ *non ?*

Dans ce cas, le compte de tiers est utilisé : ☐ *oui ?* ☐ *non ?*

Cette opération est assujettie à la T.V.A. : ☐ *oui ?* ☐ *non ?*

- Enregistrez cette opération dans le bordereau de saisie de l'entreprise MONTPERLE.

ENTREPRISE : BORDEREAU DE SAISIE Mois : ☐☐

Jour	n° pièce	n° compte	Débit	Crédit	Libellé

- Les établissements KHEPER, fabricants de cartes à jouer, vous communiquent les documents suivants :

Ets KINGREN

Avoir
Ets KHEPER

Facture Avoir n° 84 — le 12 avril

Désignation	Q	P.U.	Taux TVA	Montant
Votre retour feuille de papier carton	100	1,75	19,6 %	175,00
Remise 10 %				– 17,50
			Net commercial	157,50
			Escompte 1,5 %	– 2,36
			Total HT	155,14
			Total TVA	30,40
Net à votre crédit			Net avoir	185,54

Reçue le 14 avril

CREDIT DU NORD
B.P.€. 1 669,91
ORDRE Ets KINGREN
Règlement solde
Facture n° 438
DATE 16 Avril
CHEQUE N° 786401

CREDIT DU NORD
B.P.€. 149,50
ORDRE S.A. CAGNEY
Règlement
Facture n° 512
DATE 19 Avril
CHEQUE N° 786402

S.A. CAGNEY — le 14 avril

Doit
Ets KHEPER

Facture n° 512

Désignation	TVA	Montant
Réparation machine à écrire	19,6 %	125,00
	Total H.T.	125,00
	Total T.V.A.	24,50
Date du règlement : 20 avril	Net à payer	149,50

Reçue le 15 avril

Ets KINGREN

Doit
Ets KHEPER

Facture n° 438 — le 10 avril

Désignation	Q	P.U.	Taux T.V.A.	Montant
Feuilles de papier carton	1000	1,75	19,6 %	1 750,00
Remise 10 %				– 175,00
			Net commercial	1 575,00
			Escompte 1,5 %	– 23,62
			Total HT	1 551,38
			Total TVA	304,07
Date de règlement : 15 avril			Net à payer	1 855,45

Reçue le 12 avril

Pièce de caisse n° 21.
Date : 17 avril
Objet : Achat Timbres-poste

Recettes	Dépenses
	38,00 €

Pièce de caisse n° 19.
Date : 11 avril
Objet : Envoi lettre recommandée

Recettes	Dépenses
	3,00 €

Pièce de caisse n° 20.
Date : 13 avril
Objet : Pourboire livreur

Recettes	Dépenses
	4,00 €

Extrait du plan comptable des Ets KHEPER

401 Fournisseurs
601 Achats stockés – Matières premières
615 Entretien et réparations
623 Publicité, publications, relations publiques
626 Frais postaux et frais de télécommunications
765 Escomptes obtenus

- Enregistrez ces documents dans le bordereau de saisie des Ets KHEPER (tracé non fourni).

SARYLO

Règlements par carte de crédit et chèque postal

- Le 18 novembre, la société SARYLO a acheté diverses fournitures de bureau à la papeterie ROYALEX.

  Ces achats ont été réglés par carte bancaire et seul le document ci-contre a été remis à la société SARYLO

CARTE BANCAIRE

Le 18/11/N 9:50

PAPETERIE ROYALEX
25 MONTBELIARD

251236277230
78364102579335388

MONTANT = 233,22 €

MERCI

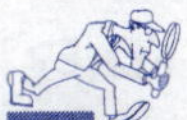

Pour la société SARYLO :

Le paiement par carte bancaire correspond au règlement d'une dette déjà enregistrée : ☐ *oui ?* ☐ *non ?*

La facturette est le seul justificatif comptable de l'achat : ☐ *oui ?* ☐ *non ?*

Dans ce cas, le compte 401 Fournisseurs est utilisé : ☐ *oui ?* ☐ *non ?*

Les 233,22 € correspondent à un montant : ☐ *H.T. ?* ☐ *T.T.C. ?*

Le taux de T.V.A. applicable à ces fournitures est : ☐ *5,5 %* ☐ *19,6 %*

- Enregistrez cette opération dans le bordereau de saisie de la société SARYLO ci-dessous.

- Le 22 novembre, la société SARYLO a établi et envoyé un chèque postal en règlement de la facture n° 876 des Ets ALYAR, reçue le 16 novembre, relative à un achat de marchandises.

  Le talon de chèque justificatif du paiement est le suivant :

Date 22 Novembre

Objet Réglement Fact 876 Ets ALYAR

Montant 3 859 | 20

Carnet n° 00092

Chèque n° 93[redacted]295286

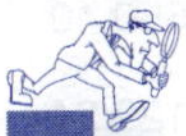

Pour la société SARYLO :

La dette correspondant au règlement postal a déjà été enregistrée : ☐ *oui ?* ☐ *non ?*

Le justificatif comptable du règlement est : ☐ *le chèque ?* ☐ *le talon de chèque ?*

L'enregistrement du règlement s'effectue le : ☐ *16 novembre ?* ☐ *22 novembre ?*

- Enregistrez cette opération dans le bordereau de saisie de la société SARYLO.

ENTREPRISE : BORDEREAU DE SAISIE Mois :

Jour	n° pièce	n° compte	Débit	Crédit	Libellé

BELUSSAC

Factures d'achat et divers règlements

- La société BELUSSAC, spécialisée dans la vente de billards, vous communique les documents suivants :

Pièce de caisse n° 32.
Date : 7 mai
Objet : Pourboire livreur

Recettes	Dépenses
	5,00

SOCIETE GENERALE
B.P.€ 788,64
ORDRE CASTINE
Règlement Facture n° 387
DATE 14 Mai
CHEQUE N° 0789228

SOCIETE GENERALE
B.P.€ 11 468,80
ORDRE Ets ALGAN
Règlement Facture n° 516
DATE 8 Mai
CHEQUE N° 0789227

Date 15 Mai
Objet Règlement F482 Ets KENEZ
Montant 1589,24
Carnet n° 00071
Chèque n° 938295260

CARTE BANCAIRE

Le 13/05/N 17:04

STE CHEVERGNY
89 SENS

89586274147
24364100586335794

MONTANT = 932,88 €

MERCI

Achat boules de billard (T.V.A. 19,6 %)

Transports CASTINE — le 9 mai

Doit
Sté BELUSSAC

Facture n° 387

Désignation	TVA	Montant
Transport de 5 billards français	19,6 %	659,40
	Total H.T.	659,40
	Total T.V.A.	129,24
Date du règlement : 15 mai	Net à payer	788,64

Reçue le 12 mai

CARTE BANCAIRE

Le 06/05/N 11:16

STE HARVARD
89 SENS

89586274131
24364100586335793

MONTANT = 352,82 €

MERCI

Achat queue de billard (T.V.A. 19,6 %)

Ets ALGAN

Doit
Sté BELUSSAC

Facture n° 516 — le 7 mai

Désignation	Taux TVA	Montant
5 billards français	19,6 %	10 300,00
Remise 5 %		– 515,00
	Net commercial	9 785,00
	Escompte 2 %	– 195,70
	Total HT	9 589,30
	Total TVA	1 879,50
Date du règlement : 11 mai	Net à payer	11 468,80

Reçue le 8 mai

Extrait du plan comptable de la société BELUSSAC

401 Fournisseurs
607 Achats de marchandises
6241 Transports sur achats
623 Publicité, publications, relations publiques
765 Escomptes obtenus

- Enregistrez ces documents dans le journal de la société BELUSSAC (tracé non fourni).

CHAPITRE 14

LES EFFETS À PAYER

SAINT VERAN

Effet de commerce à payer

- Le 12 août, la cave vinicole SAINT VERAN a reçu de la verrerie CRYSTAL GREEN la facture n° 601, relative à l'achat de bouteilles, accompagnée d'une lettre de change à 30 jours pour acceptation.

CRYSTAL GREEN

Doit
SAINT VERAN

Facture n° 601 — le 10 août N

Désignation	Q	P.U.	Taux T.V.A.	Montant
Palette de 200 bouteilles	75	54,00	19,6 %	4 050,00
Remise 5 %				– 202,50
Reçue le 12 août	Total HT			3 847,50
	Total TVA			754,11
Date de règlement : 10 septembre par traite	Net à payer			4 601,61

- Enregistrez la facture dans les comptes schématiques de la cave vinicole SAINT VERAN ci-dessous.

- Le 14 août, la cave vinicole SAINT VERAN accepte et retourne l'effet de commerce à la verrerie CRYSTAL GREEN.

- Enregistrez l'effet de commerce dans les comptes schématiques de la cave vinicole SAINT VERAN après avoir répondu aux questions.

CRYSTAL GREEN
4, allée des Coeurs
71290 CUISERY

Contre cette LETTRE de CHANGE
stipulée SANS FRAIS
veuillez payer la somme indiquée
ci-dessous à l'ordre de : nous mêmes

mention L.C.R. s'il y a lieu

A LUISERY LE

MONTANT POUR CONTRÔLE	DATE DE CRÉATION	ÉCHÉANCE	L.C.R. seulement / RÉFÉRENCE TIRÉ	€ MONTANT
4 601,61	10/08/N	10/09/N		4 601,61

RIB du TIRÉ

code étabt	code guichet	N° de compte	clé RIB
30005	0387	000 4321 784	32

DOMICILIATION : B.N.P 71470 - ROMENAY

Valeur en

NOM et ADRESSE du TIRÉ : CAVE SAINT VERAN, 8, place des mille Gardes, 71470 - ROMENAY

Acceptée le 14 Août, St Veran

ACCEPTATION OU AVAL ▲

ne rien inscrire au dessous de cette ligne ▼

Crystal Green

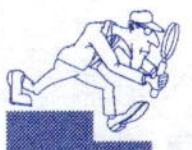

Pour la cave vinicole SAINT VERAN :

La dette initiale envers le fournisseur est constatée par : ☐ *la facture ?* ☐ *la traite ?*

Elle est exigible depuis : ☐ *le 10 août ?* ☐ *le 10 septembre ?*

L'effet de commerce reçu est : ☐ *à payer ?* ☐ *à recevoir ?*

L'acceptation de la traite transforme la dette en dette exigible à terme : ☐ *oui ?* ☐ *non ?*

L'enregistrement de la traite s'effectue le : ☐ *14 août ?* ☐ *10 septembre ?*

IVORY IMAGE

Factures d'achat et effets de commerce à payer

- La société IVORY IMAGE vend du matériel photographique. Elle a reçu les factures et effets de commerce suivants :

Ets PROTEKTOR

Reçue le 12 février

Doit
Sté IVORY IMAGE

le 10 février — Facture n° 214

Désignation	Montant	Taux TVA
Système d'alarme électronique	13 500,00	19,6 %
Remise 5 %	– 675,00	
Total HT	12 825,00	
Total TVA	2 513,70	
Net à payer	15 338,70	

Règlement par traites : 10 000,00 € au 10/03 et solde au 10/04

Sté PINCH

Doit
Sté IVORY IMAGE

Facture n° 148 — le 5 février

Désignation	Q	P.U.	Taux TVA	Montant
Appareil photographique Leica reflex 24x36	15	375,00	19,6 %	5 625,00
Port forfaitaire			19,6 %	75,00
Total HT				5 700,00
Total TVA				1 117,20
Net à payer				6 817,20

Reçue le 7 février

Date de règlement : 30 mars par traite

Sté PINCH
147, Bd de Bayam
80160 NAMPTY

Contre cette LETTRE de CHANGE stipulée SANS FRAIS veuillez payer la somme indiquée ci-dessous à l'ordre de : nous-mêmes

mention L.C.R. s'il y a lieu

A NAMPTY — LE

MONTANT POUR CONTRÔLE	DATE DE CRÉATION	ÉCHÉANCE	L.C.R. seulement / RÉFÉRENCE TIRÉ	€ MONTANT
6 817,20	5/02/N	30/03/N		6 817,20

R.I.B. du TIRÉ : 30004 (code établ.) 4307 (code guichet) 00137 38 - 37 (N° de compte) 84 (clé R.I.B)

DOMICILIATION : CRÉDIT AGRICOLE 60140 - ROSOY

Valeur en

NOM et ADRESSE du TIRÉ : STE IVORY IMAGE, 17, rue Popsc, 60140 ROSOY

Acceptée le 8 février Wory

ACCEPTATION OU AVAL ▲ — ne rien inscrire au-dessous de cette ligne ▼

Pinch

Ets PROTEKTOR
35, rue de Gaveco
60190 PRONLEROY

Contre cette LETTRE de CHANGE stipulée SANS FRAIS veuillez payer la somme indiquée ci-dessous à l'ordre de : nous - mêmes

mention L.C.R. s'il y a lieu

A PRONLEROY — LE

MONTANT POUR CONTRÔLE	DATE DE CRÉATION	ÉCHÉANCE	L.C.R. seulement / RÉFÉRENCE TIRÉ	€ MONTANT
10 000,00	10/02/N	10/03/N		10 000,00

R.I.B. du TIRÉ : 30004 (code établ.) 4307 (code guichet) 00137 38 - 37 (N° de compte) 84 (clé R.I.B)

DOMICILIATION : CREDIT AGRICOLE 60140 ROSOY

Valeur en

NOM et ADRESSE du TIRÉ : STE IVORY IMAGE, 17, rue Popso, 60140 - ROSOY

Acceptée le 15 février Wory

ACCEPTATION OU AVAL ▲ — ne rien inscrire au-dessous de cette ligne ▼

Protektor

Ets PROTEKTOR
35, rue de Gaveco
60190 PRONLEROY

Contre cette LETTRE de CHANGE stipulée SANS FRAIS veuillez payer la somme indiquée ci-dessous à l'ordre de : nous-mêmes

mention L.C.R. s'il y a lieu

A PRONLEROY — LE

MONTANT POUR CONTRÔLE	DATE DE CRÉATION	ÉCHÉANCE	L.C.R. seulement / RÉFÉRENCE TIRÉ	€ MONTANT
5 338,70	10/02/N	10/04/N		5 338,70

R.I.B. du TIRÉ : 30004 (code établ.) 4307 (code guichet) 00137 38 - 37 (N° de compte) 84 (clé R.I.B)

DOMICILIATION : CREDIT AGRICOLE 60140 - ROSOY

Valeur en

NOM et ADRESSE du TIRÉ : STE IVORY IMAGE, 17, rue Popso, 60140 - ROSOY

Acceptée le 15 février Wory

ACCEPTATION OU AVAL ▲ — ne rien inscrire au-dessous de cette ligne ▼

Protektor

- Enregistrez ces documents dans un bordereau de saisie (tracé non fourni) chez IVORY IMAGE.

Extrait du plan comptable de la société IVORY IMAGE

218	Autres immobilisations corporelles
401	Fournisseurs
404	Fournisseurs d'immobilisations
403	Fournisseurs – Effets à payer
405	Fournisseurs d'immobilisations – Effets à payer
607	Achats de marchandises
6241	Transports sur achats

CHAPITRE 15

DOSSIER SYNTHÈSE

ILLUMINATOR

Enregistrement de documents

- La société ILLUMINATOR est spécialisée dans la vente de luminaires. Elle vous communique les documents suivants :

Ets WHISPERER

Avoir
Sté ILLUMINATOR

Avoir n° A 87 — le 16 juin

Désignation	Q	P.U.	Taux T.V.A.	Montant
Retour lampadaire halogène Rabais 5 %	5	99,40	19,6 %	497,00 – 24,85
		Net commercial		472,15
		Escompte 2 %		– 9,44
		Total H.T.		462,71
		Total TVA		90,69
Net à votre crédit		Net avoir		553,40

Reçue le 17 juin

Sté ARVERNA

Doit
Sté ILLUMINATOR

le 7 juin — Facture n° 473

Désignation	Montant	Taux T.V.A.
Aménagement et décoration magasin Remise 10 %	12 560,00 – 1 256,00	19,6 %
Total H.T.	11 304,00	
Total TVA	2 215,58	
Net à payer	13 519,58	

Reçue le 9 juin

Règlement par traite au 31 juillet

Sté RIVELLE

Doit
Sté ILLUMINATOR

le 14 juin — Facture n° 467

Désignation	Q	P.U.	Montant	Taux T.V.A.
Lustre Louis XV 6 lumières	40	170,00	6 800,00	19,6 %
		Escompte 1,5 %	– 102,00	
		Total H.T.	6 698,00	
		Total TVA	1 312,81	
Date de règlement : 20 juin		Net à payer	8 010,81	

Reçue le 15 juin

CARTE BANCAIRE

Le 07/06/N 17:10

QUINCAILLERIE SAVELLI
67 RIMSDORF

478236278294
36874102258939734

MONTANT = 60,00 €

MERCI

Achat trousse à outils

CREDIT DE L'EST

B.P.€. 6 087,36

ORDRE Règlement Solde Fact 582 Ets WHISPERER

DATE 23 Juin

CHEQUE N° 0586634

MAKZAN S.A. — le 20 juin

Avoir
Sté ILLUMINATOR

Avoir n° 104

Désignation	TVA	Montant
Ristourne sur vos achats du 1er trim. 3 % de 28 530,00 € H.T.	19,6 %	855,90
Total HT		855,90
Total TVA		167,75
Net à votre crédit — Net avoir		1 023,65

Reçue le 21 juin

CREDIT DE L'EST

B.P.€. 8 010,81

ORDRE Règlement Facture n° 467 Sté RIVELLE

DATE 19 Juin

CHEQUE N° 0586635

Ets WHISPERER

Doit
Sté ILLUMINATOR

Facture n° 582 — le 11 juin

Désignation	Q	P.U.	Taux T.V.A.	Montant
Lampadaire halogène	60	99,40	19,6 %	5 964,00
Rabais 5 %				– 298,20
			Net commercial	5 665,80
			Escompte 2 %	– 113,32
			Total H.T.	5 552,48
			Total TVA	1 088,28
			Net à payer	6 640,76

Reçue le 13 juin

Date de règlement : 20 juin

Sté LASSIGNY

Doit
Sté ILLUMINATOR

le 13 juin — Facture n° 501

Désignation	Q	P.U.	Montant	Taux T.V.A.
Lampe venise	50	80,00	4 000,00	19,6 %
Spot boule orientable	100	28,00	2 800,00	19,6 %
Lampe piano	20	55,00	1 100,00	19,6 %
		Total H.T.	7 900,00	
		Total TVA	1 548,40	
		Net à payer	9 448,40	

Reçue le 14 juin

Règlement par lettre de change au 15 juillet

Sté ARVERNA
14, rue Zanoir
67200 OBERSCHAEFFOLSHEIM

Contre cette LETTRE de CHANGE
stipulée SANS FRAIS
veuillez payer la somme indiquée
ci-dessous à l'ordre de : *nous-mêmes*

mention L.C.R. s'il y a lieu

A *OBERSCHAEFFOLSHEIM* LE

MONTANT POUR CONTROLE	DATE DE CRÉATION	ÉCHÉANCE	L.C.R. seulement / RÉFÉRENCE TIRÉ	€ MONTANT
13 519,58	*7/06/N*	*31/07/N*		13 519,58

RIB du TIRÉ

code établ	code guichet	N° de compte	clé RIB
30007	*7341*	*08037-1483*	*21*

DOMICILIATION : *CRÉDIT DE L'EST 67250 - RIMSDORF*

Valeur en

NOM et ADRESSE du TIRÉ : *Sté ILLUMINATOR 4, place SMENZO 67260 - RIMSDORF*

Acceptée le 11 juin Illuminator

ACCEPTATION OU AVAL ▲

ARVERNA

ne rien inscrire au-dessous de cette ligne ▼

CARTE BANCAIRE

Le 22/06/N — 11:20

PAPETERIE MARCAL
67 RIMSDORF

478211432348
78364102579335388

MONTANT = 13,80 €

MERCI

Achat ruban imprimante

Sté LASSIGNY
127, Bd de Tessancourt
85420 DAMVIX

Contre cette LETTRE de CHANGE
stipulée SANS FRAIS
veuillez payer la somme indiquée
ci-dessous à l'ordre de : *nous-mêmes*

mention L.C.R. s'il y a lieu

A *DAMVIX* LE

MONTANT POUR CONTROLE	DATE DE CRÉATION	ÉCHÉANCE	L.C.R. seulement / RÉFÉRENCE TIRÉ	€ MONTANT
9 448,40	*13 Juin N*	*15 Juillet N*		9 448,40

RIB du TIRÉ

code établ	code guichet	N° de compte	clé RIB
30007	*7341*	*08037-1483*	*21*

DOMICILIATION : *CRÉDIT DE L'EST 67260 - RIMSDORF*

Valeur en

NOM et ADRESSE du TIRÉ : *Sté ILLUMINATOR 4, place SMENZO 67260 - RIMSDORF*

Acceptée le 15 juin Illuminator

ACCEPTATION OU AVAL ▲

Lassigny

ne rien inscrire au-dessous de cette ligne ▼

Pièce de caisse n° *42*.

Date : *12 juin*

Objet : *Pourboire livreur*

Recettes	Dépenses
/	*5,00*

Editions KANTO — le 25 juin

Doit
Sté ILLUMINATOR

Facture n° 404

Désignation	TVA	Montant
Abonnement semestriel à la revue professionnelle SUNLIGHT	2,1 %	365,00
	Total HT	365,00
	Total TVA	7,66
	Net à payer	372,66

Reçue le 26 juin

Date de règlement : 30 juin

- Enregistrez ces documents dans le bordereau de saisie de la société ILLUMINATOR.

Extrait du plan comptable de la société ILLUMINATOR

401 016 Fournisseur LASSIGNY
401 022 Fournisseur RIVELLE
401 034 Fournisseur WHISPERER
401 108 Fournisseur MAKZAN
401 127 Fournisseur KANTO
404 047 Fournisseur d'immobilisations ARVERNA

CHAPITRE 16

LES FACTURES DE VENTES

CARTE À PUCE

Facture de vente et son règlement

- La société CARTE À PUCE fabrique des cartes magnétiques et à mémoire.

  Le 16 septembre, elle adresse la facture ci-contre à la société BANCO PRIME.

CARTE À PUCE

DUPLICATA

Doit
Sté BANCO PRIME

Facture n° 748 — le 16 septembre

Désignation	Q	P.U.	Taux T.V.A.	Montant
Carte à mémoire pour distributeur de billets	3 000	3,90	19,6 %	11 700,00
			Total H.T.	11 700,00
			Total T.V.A.	2 293,20
			Net à payer	13 993,20

Date de règlement : 30 septembre

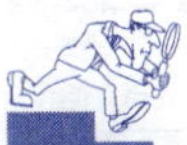

Le rédacteur de la facture est : ☐ *la société BANCO PRIME ?* ☐ *la société CARTE À PUCE ?*

Elle est adressée à : ☐ *la société BANCO PRIME ?* ☐ *la société CARTE À PUCE ?*

Pour la société CARTE À PUCE :

Il s'agit d'une facture : ☐ *d'achat ?* ☐ *de vente ?*

D'après son activité, le montant H.T. représente : ☐ *une vente de marchandises ?* ☐ *un achat de fournitures ?* ☐ *une vente de produits finis ?*

Le montant de la T.V.A. est : ☐ *déductible ?* ☐ *collecté ?*

Le net à payer est dû : ☐ *par le fournisseur ?* ☐ *par le client ?*

L'enregistrement de cette facture s'effectue le : ☐ *16 septembre ?* ☐ *30 septembre ?*

- Codifiez dans le bordereau de saisie de la société CARTE À PUCE :
  - l'enregistrement de la facture n° 748,
  - l'enregistrement le 25 septembre de la remise en banque du chèque de règlement du client.

ENTREPRISE : — BORDEREAU DE SAISIE — Mois :

Jour	n° pièce	n° compte	Débit	Crédit	Libellé

BARODET

Détermination de la nature d'une facture de vente

- L'entreprise de déménagement BARODET S.A. a déménagé le 3 mars dernier du mobilier pour le compte des Ets LEXI. La facture correspondante a été envoyée le 5 mars.

BARODET S.A.		le 5 mars	
DUPLICATA	**Doit** Ets LEXI		
Facture n° 273			
Désignation	Montant H.T.	T.V.A. 19,6 %	Montant T.T.C.
Transfert de mobilier	1 440,00	282,24	1 722,24
Date de règlement : 15 mars			

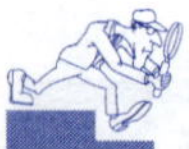

Pour l'entreprise BARODET S.A. :

Le montant H.T. représente une vente :
☐ *de produits finis ?* ☐ *de marchandises ?*
☐ *de services ?*

La facture doit être enregistrée le : ☐ *3 mars ?* ☐ *5 mars ?*

- Codifiez l'enregistrement de la facture dans le bordereau de saisie de BARODET S.A.

ENTREPRISE : BORDEREAU DE SAISIE Mois :

Jour	n° pièce	n° compte	Débit	Crédit	Libellé

RANORA

Détermination de la nature d'une facture de vente

- L'entreprise RANORA est spécialisée dans la vente de produits de dératisation.

  Elle a adressé, le 12 décembre, la facture ci-contre à la société SVANDA.

RANORA				
DUPLICATA	**Doit** Sté SVANDA			
le 12 décembre			Facture n° 987	
Désignation	Q	P.U.	Montant	Taux T.V.A.
Boîte de 5 kg de raticide	4	47,10	188,40	19,6 %
		Total H.T.	188,40	
		Total T.V.A.	36,92	
		Net à payer	225,32	
Date de règlement : 20 décembre				

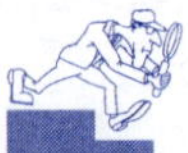

Pour l'entreprise RANORA :

Le montant H.T. représente une vente :
☐ *de produits finis ?* ☐ *de marchandises ?*
☐ *de services ?*

La facture doit être enregistrée le :
☐ *12 décembre ?* ☐ *20 décembre ?*

- Codifiez dans le ticket comptable de l'entreprise RANORA l'enregistrement de la facture.

TICKET COMPTABLE

Nature de l'opération :

Date :

Référence :

N° comptes	Sommes débitées	Sommes créditées
Totaux		

SECRET MIRROR

Factures de vente et leurs règlements

- La miroiterie SECRET MIRROR vend et installe des glaces et miroirs. Elle a établi les factures suivantes :

SECRET MIRROR

DUPLICATA

Doit
Sté HERBLAY

le 9 février — Facture n° 358

Désignation	Q	P.U.	Montant	Taux T.V.A.
Miroir 50 x 70	5	133,20	666,00	19,6 %
Fixation miroir en laiton	40	1,90	76,00	19,6 %
		Total H.T.	742,00	
Chèque remis en banque le 17 février		Total T.V.A.	145,43	
		Net à payer	887,43	

Date de règlement : 15 février

SECRET MIRROR

DUPLICATA

Doit
Sté LUNABIRD

le 7 février — Facture n° 357

Désignation	Montant	Taux T.V.A.
Réparation de la fixation d'une vitrine de magasin	499,00	19,6 %
Total H.T.	499,00	
Chèque remis en banque le 14 février — Total T.V.A.	97,80	
Net à payer	596,80	

Date de règlement : 12 février

SECRET MIRROR

DUPLICATA

Doit
Ets BORODINO

le 12 février — Facture n° 360

Désignation	Q	P.U.	Montant	Taux T.V.A.
Glace sans tain 40 x 30	10	51,25	512,50	19,6 %
Miroir 120 x 60	15	142,70	2 140,50	19,6 %
		Total H.T.	2 653,00	
		Total T.V.A.	519,99	
		Net à payer	3 172,99	

Date de règlement : 25 février

SECRET MIRROR

DUPLICATA

Doit
Sté PRUSSE

le 11 février — Facture n° 359

Désignation	Q	P.U.	Montant	Taux T.V.A.
Verre à vitre 40 x 40	1	18,30	18,30	19,6 %
Pot de mastic à vitres	1	4,70	4,70	19,6 %
		Total H.T.	23,00	
Reçu espèces ce jour		Total T.V.A.	4,51	
		Net à payer	27,51	

Date de règlement : ce jour

- Enregistrez ces factures et leurs règlements dans les comptes schématiques de la miroiterie SECRET MIRROR.

Extrait du plan comptable de la miroiterie SECRET MIRROR

411	Clients
706	Prestations de services
707	Ventes de marchandises

MIDSHIP

Factures de vente comportant des réductions commerciales et financières

- La société MIDSHIP vend et répare du matériel de bureau et informatique.

  Le 10 mars, elle établit et adresse aux Ets PRINTHIL la facture ci-contre.

Sté MIDSHIP

DUPLICATA

Doit
Ets PRINTHIL

Facture n° 308 — le 10 mars

Désignation	Taux T.V.A.	Montant
Imprimante laser Cartouche encre imprimante laser Remise 15 %	19,6 % 19,6 %	686,00 53,00 – 110,85
Total H.T.		628,15
Total T.V.A.		123,12
Net à payer		751,27
Date de règlement : 22 mars		

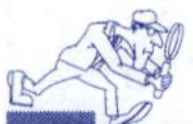

Pour la société MIDSHIP :

La facture correspond à une vente :
☐ *de marchandises ?* ☐ *de services ?*
☐ *de produits finis ?*

La remise est une réduction de nature :
☐ *commerciale ?* ☐ *financière ?*

En conséquence, son montant :
☐ *s'enregistre en comptabilité ?*
☐ *ne s'enregistre pas en comptabilité ?*

- Codifiez l'enregistrement de cette facture dans le bordereau de saisie de la société MIDSHIP.

- Le 11 mars, à la suite d'une réparation de matériel, elle adresse la facture suivante à son client GUIGONE.

Sté MIDSHIP

DUPLICATA

Doit
Sté GUIGONE

Facture n° 309 — le 11 mars

Désignation	Taux T.V.A.	Montant
Réparation micro-ordinateur Remise exceptionnelle 10 %	19,6 %	475,60 – 47,56
Total Escompte 1,5 %		428,04 – 6,42
Total H.T. Total T.V.A.		421,62 82,64
Net à payer		504,26
Date de règlement : 15 mars		

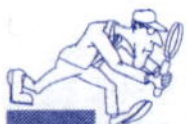

Pour la société MIDSHIP :

La facture correspond à une vente :
☐ *de marchandises ?* ☐ *de services ?*

Le net commercial s'élève à :
☐ *421,62 € ?* ☐ *428,04 € ?*

L'escompte est une réduction de nature :
☐ *commerciale ?* ☐ *financière ?*

Son montant représente :
☐ *une charge ?* ☐ *un produit ?*

Il s'enregistre en comptabilité :
☐ *oui ?* ☐ *non ?*

- Codifiez l'enregistrement de cette facture dans le bordereau de saisie de la société MIDSHIP.

ENTREPRISE : BORDEREAU DE SAISIE Mois :

Jour	n° pièce	n° compte	Débit	Crédit	Libellé

RADICOFANI

Enregistrement de diverses factures de vente et leurs règlements

- Les factures suivantes ont été envoyées par la société RADICOFANI qui vend et installe des autoradios et téléphones de voiture.

RADICOFANI — DUPLICATA — **Doit** Ets THAMES

Facture n° 506 — le 23 avril

Désignation	Taux T.V.A.	Montant
Installation radiotéléphone et autoradio	19,6 %	551,00
	Total H.T.	551,00
	Total T.V.A.	107,99
	Net à payer	658,99

Chèque remis en banque le 25 avril

Date de règlement : ce jour au comptant

RADICOFANI — DUPLICATA — **Doit** ROSUEL

Facture n° 504 — le 20 avril

Désignation	Taux T.V.A.	Montant
Installation station CB	19,6 %	375,00
Remise 5 %		– 18,75
	Total H.T.	356,25
	Total T.V.A.	69,82
	Net à payer	426,07

Chèque remis aux CCP le 24 avril

Date de règlement : ce jour au comptant

RADICOFANI — DUPLICATA — **Doit** Sté GRAN TAXI

Facture n° 505 — le 22 avril

Désignation	Taux T.V.A.	Montant
10 Autoradios LAZIO 4 W	19,6 %	4 375,00
Rabais 10 %		– 437,50
	Net commercial	3 937,50
	Escompte 2 %	– 78,75
	Total H.T.	3 858,75
	Total T.V.A.	756,31
	Net à payer	4 615,06

Date de règlement : 30 avril

RADICOFANI — DUPLICATA — **Doit** Sté VOGLIO

Facture n° 502 — le 17 avril

Désignation	Taux T.V.A.	Montant
6 Autoradios LARGO 2 x 3 W	19,6 %	715,70
Remise 5 %		– 35,78
	Total H.T.	679,92
	Total T.V.A.	133,26
	Net à payer	813,18

Date de règlement : 30 avril

RADICOFANI — DUPLICATA — **Doit** Sté MEANDER

Facture n° 503 — le 18 avril

Désignation	Taux T.V.A.	Montant
10 Stations CB Nikios	19,6 %	4 916,00
	Escompte 2 %	– 98,32
	Total H.T.	4 817,68
	Total T.V.A.	944,26
	Net à payer	5 761,94

Date de règlement : 25 avril

Extrait du plan comptable de la société RADICOFANI

411	Clients
665	Escomptes accordés
706	Prestations de services
707	Ventes de marchandises

- Enregistrez ces factures et leurs règlements dans le journal de la société RADICOFANI (tracé non fourni).

GAROLO

Diverses factures de vente et leurs règlements

- L'entreprise GAROLO fabrique et pose des portes de garage. Elle a envoyé les factures suivantes :

GAROLO

DUPLICATA

Doit
ISLAND CLUB

le 9 juin — Facture n° 620

Désignation	Montant	Taux T.V.A.
Porte de garage électronique Remise 5 %	1 900,00 – 95,00	19,6 %
Net commercial	1 805,00	
Escompte 1 %	– 18,05	
Total H.T.	1 786,95	
Total T.V.A.	350,24	
Net à payer	2 137,19	

Chèque remis aux CCP le 17 juin

Date de règlement : 14 juin

GAROLO

DUPLICATA

Doit
Ets JORNE

le 8 juin — Facture n° 619

Désignation	Montant	Taux T.V.A.
Réparation porte de garage électronique Rabais 10 %	686,00 – 68,60	19,6 %
Total H.T.	617,40	
Total T.V.A.	121,01	
Net à payer	738,41	

Chèque remis en banque le 20 juin

Date de règlement : 15 juin

GAROLO

DUPLICATA

Doit
WONKA

le 10 juin — Facture n° 621

Désignation	Montant	Taux T.V.A.
Réparation porte de garage électronique	570,00	19,6 %
Escompte 1 %	– 5,70	
Total H.T.	564,30	
Total T.V.A.	110,60	
Net à payer	674,90	

Reçu espèces ce jour

Date de règlement : ce jour au comptant

GAROLO

DUPLICATA

Doit
Sté PELDER

le 6 juin — Facture n° 618

Désignation	Montant	Taux T.V.A.
Installation porte de garage	810,00	19,6 %
Total H.T.	810,00	
Total T.V.A.	158,76	
Net à payer	968,76	

Date de règlement : 30 juin

GAROLO

DUPLICATA

Doit
Ets SNURGE

le 14 juin — Facture n° 622

Désignation	Montant	Taux T.V.A.
Porte de garage magnétique Remise 10 %	1 490,00 – 149,00	19,6 %
Net commercial	1 341,00	
Escompte 1 %	– 13,41	
Total H.T.	1 327,59	
Total T.V.A.	260,21	
Net à payer	1 587,80	

Chèque remis aux CCP le 30 juin

Date de règlement : 25 juin

Extrait du plan comptable de l'entreprise GAROLO

411	Clients
665	Escomptes accordés
701	Ventes de produits finis
706	Prestations de services

- Enregistrez ces factures et leurs règlements dans le bordereau de saisie de l'entreprise GAROLO (tracé non fourni).

CHAPITRE 17

LES FACTURES D'AVOIR ENVOYÉES

CHEF SUPREME

Retour avec escompte

- La société CHEF SUPREME est spécialisée dans la fabrication de plats cuisinés pour collectivités.

  Elle a envoyé, le 5 octobre, la facture ci-contre à son client ASTRON.

- Enregistrez la facture dans les comptes schématiques de la société CHEF SUPREME ci-dessous.

CHEF SUPREME — DUPLICATA — le 05 octobre

Doit Ets ASTRON — Facture n° 742

Désignation	Montant	Taux T.V.A.
80 sachets de 10 kg de sauté de veau	2 600,00	5,5 %
Remise 5 %	– 130,00	
Net commercial	2 470,00	
Escompte 1 %	– 24,70	
Total H.T.	2 445,30	
Total TVA	134,49	
Net à payer	2 579,79	

Date de règlement : 20 octobre

- Le 12 octobre, la société CHEF SUPREME expédie la facture d'avoir suivante aux Ets ASTRON à la suite d'un retour de 10 sachets éventés.

CHEF SUPREME — DUPLICATA — le 12 octobre

Avoir Ets ASTRON — Facture AVOIR n° A 108

Désignation	Montant	Taux T.V.A.
Votre retour de 10 sachets de 10 Kg de sauté de veau	325,00	5,5 %
Remise 5 %	– 16,25	
Net commercial	308,75	
Escompte 1 %	– 3,08	
Total H.T.	305,67	
Total TVA	16,81	
Net à votre crédit — Net avoir	322,48	

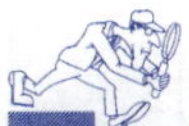

L'expéditeur de la facture d'avoir est :
☐ *la sté CHEF SUPREME ?*
☐ *les Ets ASTRON ?*

Pour la société CHEF SUPREME :

Cette facture d'avoir constate un retour sur :
☐ *vente ?* ☐ *achat ?*

Pour un montant H.T. de :
☐ *325 € ?* ☐ *308,75 € ?*
☐ *305,67 € ?*

Les comptes utilisés pour enregistrer la facture initiale et la facture d'avoir sont :
☐ *identiques ?* ☐ *différents ?*

Ils fonctionnent :
☐ *de manière identique ?*
☐ *en sens contraires ?*

- Enregistrez la facture dans les comptes schématiques de la société CHEF SUPREME.

CIRE D'OR

Retour et règlement du solde

- Les Ets CIRE D'OR, fabricants de cires et cirages, ont adressé à leurs clients les factures suivantes :

Ets CIRE D'OR — DUPLICATA — le 16 janvier

Avoir Sté CADORET — Facture AV n° 007

Désignation	Montant	Taux T.V.A.
Votre retour de 7 caisses de 50 boîtes de cirage noir non conformes	168,00	19,6 %
Remise 5 %	– 8,40	
Net commercial	159,60	
Escompte 2 %	– 3,19	
Total H.T.	156,41	
Total TVA	30,65	
Net avoir	187,06	

Chèque bancaire établi le 16 janvier

Chèque ci-joint

Ets CIRE D'OR — DUPLICATA — le 8 janvier

Doit Sté STAR WHITE — Facture n° 54

Désignation	Montant	Taux T.V.A.
12 bidons de 20 litres de cire d'abeille	1 080,00	19,6 %
Rabais 10 %	– 108,00	
Total H.T.	972,00	
Total TVA	190,51	
Net à payer	1 162,51	

Date de règlement : 20 janvier

Ets CIRE D'OR — DUPLICATA — le 10 janvier

Avoir Ets BECCARI — Facture AV n° 006

Désignation	Montant	Taux T.V.A.
Votre retour de 20 boîtes de 500 g de graisse de phoque	170,00	19,6 %
Escompte 2 %	– 3,40	
Total H.T.	166,60	
Total TVA	32,65	
Net avoir	199,25	

Net à votre crédit

Ets CIRE D'OR — DUPLICATA — le 7 janvier

Doit Sté CADORET — Facture n° 53

Désignation	Montant	Taux T.V.A.
120 caisses de 50 boîtes de cirage noir	2 880,00	19,6 %
Remise 5 %	– 144,00	
Net commercial	2 736,00	
Escompte 2 %	– 54,72	
Total H.T.	2 681,28	
Total TVA	525,53	
Net à payer	3 206,81	

Chèque remis en banque le 12 janvier

Date de règlement : 12 janvier

Ets CIRE D'OR — DUPLICATA — le 17 janvier

Avoir Sté STAR WHITE — Facture AV n° 008

Désignation	Montant	Taux T.V.A.
Votre retour d'un bidon de 20 litres de cire d'abeille endommagé	90,00	19,6 %
Rabais 10 %	– 9,00	
Total H.T.	81,00	
Total TVA	15,87	
Net avoir	96,87	

Net à votre crédit

Extrait du plan comptable des Ets CIRE D'OR

411 Clients
701 Ventes de produits finis
665 Escomptes accordés

- Enregistrez ces factures et leurs règlements dans le journal (tracé non fourni) des établissements CIRE D'OR.

BANJO

Réductions commerciales et financières

- La société BANJO fabrique des instruments de musique.

  Le 8 avril, elle adresse à son client MUSICAL BOY la facture d'avoir ci-contre concernant l'omission d'une remise sur une vente de saxophone.

Sté BANJO DUPLICATA Avoir n° 041	**Avoir** MUSICAL BOY le 8 avril	
Désignation	Taux T.V.A.	Montant
Remise de 10 % omise sur facture n° 257 du 27 mars soit 1 290,00 x 10 %	19,6 %	129,00
Total TVA		25,28
Net à votre crédit — Net avoir		154,28

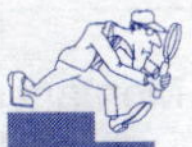

L'expéditeur de la facture d'avoir est :
☐ *La sté BANJO ?* ☐ *MUSICAL BOY ?*

Pour la société BANJO :

Cette facture d'avoir constate une réduction :
☐ *accordée ?* ☐ *obtenue ?*

De nature :
☐ *commerciale ?* ☐ *financière ?*

Elle correspond par rapport à la facture initiale :
☐ *à une diminution de produit ?*
☐ *à une charge financière ?*

- Codifiez l'enregistrement de la facture dans le bordereau de saisie de la société BANJO ci-dessous.

- Le 14 avril, elle envoie une facture d'avoir à la société MUSIDOUN lui accordant un escompte de 1,5 % pour règlement comptant non prévu sur la facture initiale.

Sté BANJO DUPLICATA Avoir n° 042	**Avoir** Sté MUSIDOUN le 14 avril	
Désignation	Taux T.V.A.	Montant
Escompte de règlement de 1,5 % sur facture n° 261 du 5 avril pour paiement comptant soit 8 650,00 x 1,5 %	19,6 %	129,75
Total TVA		25,43
Net à votre crédit — Net avoir		155,18

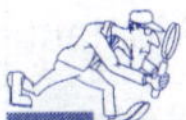

L'expéditeur de la facture d'avoir est :
☐ *la sté BANJO ?* ☐ *la sté MUSIDOUN ?*

Pour la société BANJO :

Cette facture d'avoir constate une réduction :
☐ *accordée ?* ☐ *obtenue ?*

De nature :
☐ *commerciale ?* ☐ *financière ?*

Elle correspond par rapport à la facture initiale :
☐ *à une charge financière ?*
☐ *à une diminution de produit ?*

- Codifiez l'enregistrement de la facture dans le bordereau de saisie de la société BANJO.

ENTREPRISE : BORDEREAU DE SAISIE Mois :

Jour	n° pièce	n° compte	Débit	Crédit	Libellé

- La société REBENAC, grossiste spécialisé dans la vente de linge de maison, a établi les factures suivantes :

Sté REBENAC — DUPLICATA — **Avoir** Ets CARMOT — Avoir n° 37 — le 11 mars

Désignation	Taux T.V.A.	Montant
Escompte de règlement de 2 % sur facture n° 326 du 28 février soit 6 660,00 x 2 %	19,6 %	133,20
Total TVA		26,10
Net à votre crédit — Net avoir		159,30

Sté REBENAC — DUPLICATA — **Avoir** Ets NELOS — Avoir n° 39 — le 21 mars

Désignation	Taux T.V.A.	Montant
Votre retour de 5 nappes non conformes Remise 5 %	19,6 %	110,00 – 5,50
Net commercial		104,50
Escompte 1,5 %		– 1,57
Total H.T.		102,93
Total TVA		20,17
Net avoir		123,10

Chèque bancaire établi le 21 mars
Chèque de remboursement joint

Sté REBENAC — DUPLICATA — **Avoir** Sté FLAGNY — Avoir n° 40 — le 31 mars

Désignation	Taux T.V.A.	Montant
Ristourne de 1,5 % sur vos achats du trimestre	19,6 %	337,50
Total TVA		66,15
Net à votre crédit — Net avoir		403,65

Sté REBENAC — DUPLICATA — **Avoir** Magasin LIMEON — Avoir n° 38 — le 17 mars

Désignation	Taux T.V.A.	Montant
Votre retour de 30 serviettes de table Rabais 10 %	19,6 %	111,00 – 11,10
Total H.T.		99,90
Total TVA		19,58
Net avoir		119,48

Chèque bancaire établi le 17 mars
Chèque de remboursement joint

Sté REBENAC — DUPLICATA — **Doit** Ets NELOS — Facture n° 384 — le 7 mars

Désignation	Taux T.V.A.	Montant
80 nappes 240 x 120 Remise 5 %	19,6 %	1 760,00 – 88,00
Net commercial		1 672,00
Escompte 1,5 %		– 25,08
Total H.T.		1 646,92
Total TVA		322,79
Net à payer		1 969,71

Chèque remis en banque le 16 mars
Date de règlement : 15 mars

Extrait du plan comptable de la société REBENAC

411 Clients
665 Escomptes accordés
707 Ventes de marchandises
709 Rabais, remises et ristournes accordés

- Enregistrez ces documents et leurs règlements dans le bordereau de saisie (tracé non fourni) chez REBENAC.

LES ENCAISSEMENTS

DELPHINIUS

Encaissement bancaire

- La société DELPHINIUS vend du matériel et fournitures pour piscines. Le 20 mars, elle a établi et envoyé au client DARNAY, la facture n° 239 ci-contre.
- Enregistrez cette opération dans le bordereau de saisie de la société DELPHINIUS ci-dessous.
- Le 25 mars, la société DELPHINIUS reçoit de DARNAY un chèque bancaire en règlement de la facture n° 239.

  Le 26 mars, elle dépose le chèque sur son compte ouvert à la Société Générale et reçoit en contrepartie le double du bordereau de remise de chèques ci-dessous.

Sté DELPHINIUS
DUPLICATA
le 20 mars

Doit
Ets DARNAY

Facture n° 239

Désignation	Q	P.U.	Montant	Taux T.V.A.
Aspirateur aquatique	1	730,00	730,00	19,6 %
		Remise 5 %	– 36,50	
		Total H.T.	693,50	
		Total TVA	135,92	
		Net à payer	829,42	

Date de règlement : 25 mars

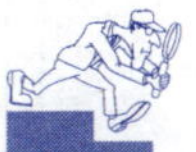

Pour la société DELPHINIUS :

La réception du chèque correspond au règlement d'une dette déjà enregistrée : ☐ *oui ?* ☐ *non ?*

Le justificatif comptable de l'encaissement est :
☐ *le chèque ?*
☐ *le bordereau de remise de chèque ?*

L'enregistrement de l'encaissement s'effectue le :
☐ *25 mars ?* ☐ *26 mars ?*

SOCIETE GENERALE — REMISE DE CHEQUES
SOCIETE ANONYME R.C.S. PARIS B 552 120 222

NOM DU BÉNÉFICIAIRE: STE DELPHINIUS
NOM DE L'AGENCE QUI TIENT LE COMPTE: Agence LOUVOIS — code guichet: 04732
numéro de compte: 000 00504327
agence de remise (si différente de l'agence qui tient le compte)
référence (facultatif)
visa de la Société Générale
date et signature du client: 26 Mars Delphinius

établissement payeur	nom du tireur	montant €
BNP	Ets DARNAY	829,42

montant total: 829,42 €
☐ hors département
☒ sur département
nombre de chèques: 1

pour plus de 8 chèques, veuillez indiquer seulement le total et joindre un relevé séparé des chèques remis
n'oubliez pas de signer vos chèques
REÇU DE VOTRE REMISE - CONSERVEZ-LE - NE LE TRANSMETTEZ PAS A VOTRE AGENCE
11675 - 05 93 (F) 514 200

- Enregistrez cette opération dans le bordereau de saisie de la société DELPHINIUS.

ENTREPRISE : BORDEREAU DE SAISIE Mois :

Jour	n° pièce	n° compte	Débit	Crédit	Libellé

- La société SKI STAR fabrique du matériel pour sports d'hiver. Elle vous communique les documents suivants.

Sté SKI STAR
DUPLICATA
Doit
Magasin SKY RUN
Facture n° 208 le 2 février

Désignation	Q	P.U.	Taux T.V.A.	Montant
Paire de ski compact Remise 5 %	60	149,00	19,6 %	8 940,00 – 447,00
		Net commercial		8 493,00
		Escompte 1 %		– 84,93
		Total HT		8 408,07
		Total T.V.A.		1 647,98
		Net à payer		10 056,05

Date de règlement : 12 février

Sté SKI STAR
DUPLICATA
Avoir
Magasin SKY RUN
Facture AV n° 24 le 8 février

Désignation	Q	P.U.	Taux T.V.A.	Montant
Retour paire de ski compact Remise 5 %	5	149,00	19,6 %	745,00 – 37,25
		Net commercial		707,75
		Escompte 1 %		– 7,07
		Total HT		700,68
		Total T.V.A.		137,33
		Net avoir		838,01

Net à votre crédit

SOCIETE GENERALE — REMISE DE CHEQUES

NOM DU BÉNÉFICIAIRE : Sté SKI STAR
NOM DE L'AGENCE QUI TIENT LE COMPTE : Agence RASPAIL — code guichet : 0 8 7 3 6
numéro de compte : 0 0 0 | 0 0 4 8 2 1 1 6
agence de remise (si différente de l'agence qui tient le compte)
référence (facultatif)
visa de la Société Générale
date et signature du client : 13 Février — SKI STAR

établissement payeur — nom du tireur	montant €
C.C.F. SKY RUN	9 218,04

montant total : 9 218,04 €
☐ hors département ☒ sur département
nombre de chèques : 1

pour plus de 8 chèques, veuillez indiquer seulement le total et joindre un relevé séparé des chèques remis
n'oubliez pas de signer vos chèques
REÇU DE VOTRE REMISE - CONSERVEZ-LE - NE LE TRANSMETTEZ PAS A VOTRE AGENCE

11675 - 05/93 (F) 514.200

SOCIETE GENERALE — REMISE DE CHEQUES

NOM DU BÉNÉFICIAIRE : STE SKI STAR
NOM DE L'AGENCE QUI TIENT LE COMPTE : Agence RASPAIL — code guichet : 0 8 7 3 6
numéro de compte : 0 0 0 | 0 0 4 8 2 1 1 6
agence de remise (si différente de l'agence qui tient le compte)
référence (facultatif)
visa de la Société Générale
date et signature du client : 11 Février — SKI STAR

établissement payeur — nom du tireur	montant €
CREDIT LYONNAIS TADDY	5 554,22

montant total : 5 554,22 €
☐ hors département ☒ sur département
nombre de chèques : 1

pour plus de 8 chèques, veuillez indiquer seulement le total et joindre un relevé séparé des chèques remis
n'oubliez pas de signer vos chèques
REÇU DE VOTRE REMISE - CONSERVEZ-LE - NE LE TRANSMETTEZ PAS A VOTRE AGENCE

11675 - 05/93 (F) 514.200

Sté SKI STAR
DUPLICATA
Doit
Magasin TADDY
Facture n° 209 le 4 février

Désignation	Q	P.U.	Taux T.V.A.	Montant
Monoski fun	30	172,00	19,6 %	5 160,00
Rabais 10 %				– 516,00
		Total HT		4 644,00
		Total T.V.A.		910,22
		Net à payer		5 554,22

Date de règlement : 10 février

Extrait du plan comptable dela société SKI STAR

411 Clients
665 Escomptes accordés
701 Ventes de produits finis

- Enregistrez ces documents dans le journal de la société SKI STAR (tracé non fourni).

MUSCAT

Encaissements en espèces et par carte bancaire

- La majorité des clients de la quincaillerie MUSCAT sont des professionnels qui règlent leurs achats en fin de mois. Elle accepte néanmoins de vendre occasionnellement au comptant à des particuliers.
- Le 17 novembre, le total des ventes en espèces de la journée s'élève à 459,60 €.

  La pièce de caisse ci-contre constate les ventes comptoir en espèces du jour.

Pièce de caisse n° 282

Date : 17 nov.

Objet : Ventes espèces journée

Recettes	Dépenses
459,60	

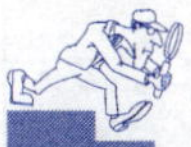

Pour la quincaillerie MUSCAT :

La recette en espèces correspond au règlement d'une créance déjà enregistrée :
☐ *oui ?* ☐ *non ?*

La pièce de caisse est le seul justificatif comptable de la vente en espèces :
☐ *oui ?* ☐ *non ?*

Dans ce cas, le compte 411 Clients est utilisé : ☐ *oui ?* ☐ *non ?*

La somme encaissée est : ☐ *H.T. ?* ☐ *T.T.C. ?*

- Enregistrez cette opération dans le bordereau de saisie de la quincaillerie MUSCAT.

- Le 18 novembre, un client occasionnel de la quincaillerie MUSCAT règle l'achat d'une scie à métaux par carte bancaire.

  La quincaillerie MUSCAT lui remet le seul document ci-contre :

CARTE BANCAIRE

Le 18/11/N 10:40

QUINCAILLERIE MUSCAT
45 ORLEANS

72586711258
68874100586375248

MONTANT = 32,20 €

MERCI

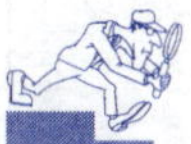

Pour la quincaillerie MUSCAT :

Le paiement par carte bancaire correspond au règlement d'une dette déjà enregistrée :
☐ *oui ?* ☐ *non ?*

La facturette est le seul justificatif comptable de l'achat :
☐ *oui ?* ☐ *non ?*

Dans ce cas, le compte 411 Clients est utilisé :
☐ *oui ?* ☐ *non ?*

Le taux de T.V.A. applicable à ces fournitures est :
☐ *5,5 %* ☐ *19,6 %*

Les 32,20 € correspondent à un montant :
☐ *H.T. %* ☐ *T.T.C. %*

- Enregistrez cette opération dans le bordereau de saisie de la quincaillerie MUSCAT.

ENTREPRISE : BORDEREAU DE SAISIE Mois :

Jour	n° pièce	n° compte	Débit	Crédit	Libellé

LOCTUDY

Factures de vente et divers encaissements

- L'entreprise LOCTUDY vend et installe des cheminées. Elle vous communique les documents suivants.

LOCTUDY

DUPLICATA

Doit
Ets NAYAL

Facture n° 917 — le 11 décembre

Désignation	Taux T.V.A.	Montant
Installation récupérateur de chaleur	19,6 %	376,00
Remise 10 %		– 37,60
Total H.T.		338,40
Total TVA		66,32
Net à payer		404,72

Date de règlement :
13 décembre

CARTE BANCAIRE

Le 10/12/N 16:20

LOCTUDY
62 ARRAS

62184717389
32574100586873964

MONTANT = 502,32 €

MERCI

Accessoires pour cheminées (T.V.A. 19,6 %)

Pièce de caisse n° *251*

Date : *16 décembre*

Objet : *Vente allume-feu (TVA 19,6 %)*

Recettes	Dépenses
20,33	

SOCIETE GENERALE — REMISE DE CHEQUES €

SOCIETE ANONYME R C S PARIS B 552 120 222

NOM DU BÉNÉFICIAIRE : *LOCTUDY*

NOM DE L'AGENCE QUI TIENT LE COMPTE : *Agence MIRABEAU* — code guichet

numéro de compte : *000 00742028*

agence de remise (si différente de l'agence qui tient le compte)

référence (facultatif)

visa de la Société Générale

date et signature du client : *14 Décembre* *Loctudy*

établissement payeur — nom du tireur		montant €
BNP	*Sté RED FIVE*	13 204,91
CCF	*Ets NAYAL*	404,72

montant total € 13 609,63

☐ hors département
☒ sur département

nombre de chèques *2*

pour plus de 8 chèques, veuillez indiquer seulement le total et joindre un relevé séparé des chèques remis

n'oubliez pas de signer vos chèques

REÇU DE VOTRE REMISE - CONSERVEZ-LE - NE LE TRANSMETTEZ PAS A VOTRE AGENCE

11675 - 05/93 (F) 514.200

CARTE BANCAIRE

Le 15/12/N 15:50

LOCTUDY
62 ARRAS

62184717389
32574100586873965

MONTANT = 340,86 €

MERCI

Accessoires pour cheminées (T.V.A. 19,6 %)

LOCTUDY

DUPLICATA

Doit
Sté RED FIVE

Facture n° 916 — le 9 décembre

Désignation	Taux T.V.A.	Montant
10 cheminées métal à feu ouvert	19,6 %	11 920,00
Remise 5 %		– 596,00
Net commercial		11 324,00
Escompte 2,5 %		– 283,10
Total H.T.		11 040,90
Total TVA		2 164,01
Net à payer		13 204,91

Date de règlement :
12 décembre

Extrait du plan comptable de l'entreprise LOCTUDY

411 Clients
665 Escomptes accordés
706 Prestations de services
707 Ventes de marchandises

- Enregistrez ces documents dans le bordereau de saisie de l'entreprise LOCTUDY.

CHAPITRE 19

LES EFFETS À RECEVOIR

BABY STAR

Effet de commerce à recevoir

- La société BABY STAR fabrique des pèse-bébés.
  Le 7 octobre, elle adresse la facture n° 857 à son client BABYVAL accompagnée d'une lettre de change à 60 jours pour acceptation.

Sté BABY STAR
DUPLICATA

Doit
Ets BABYVAL

Facture n° 857 — le 7 octobre

Désignation	Q	P.U.	Taux T.V.A.	Montant
Pèse-bébé électronique	75	63,60	19,6 %	4 770,00
Remise 10 %				– 477,00
			Total H.T.	4 293,00
			Total TVA	841,43
Date de règlement : 7 décembre par traite			Net à payer	5 134,43

- Enregistrez la facture dans les comptes schématiques de la société BABY STAR ci-dessous.

- Le 11 octobre, l'effet de commerce est retourné accepté par les Ets BABYVAL.

BABY STAR
28, rue Touques
62140 HESDIN

Contre cette LETTRE de CHANGE
stipulée SANS FRAIS
veuillez payer la somme indiquée
ci-dessous à l'ordre de : nous - mêmes

mention L.C.R. s'il y a lieu

A HESDIN LE

MONTANT POUR CONTRÔLE	DATE DE CRÉATION	ÉCHÉANCE	L.C.R. seulement	€ MONTANT
5 134,43	7/10/N	7/12/N		5 134,43

RÉFÉRENCE TIRÉ

R.I.B. du TIRÉ

code établ	code guichet	N° de compte	clé R.I.B.
30003	8742	41-378-24	27

DOMICILIATION: SOCIÉTÉ GÉNÉRALE 86120 ROIFFE

Valeur en

NOM et ADRESSE du TIRÉ: ETS BABYVAL
123, Bd Méander
86120 ROIFFE

Acceptée le 11 Octobre Babyval

ACCEPTATION OU AVAL ▲

ne rien inscrire au-dessous de cette ligne ▼

BABY STAR

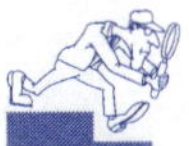

Pour la société BABY STAR :

La créance initiale envers le client est constatée par :
☐ *la facture ?* ☐ *la traite ?*

Elle est exigible depuis :
☐ *le 7 octobre ?* ☐ *le 11 octobre ?*

L'effet de commerce retourné est :
☐ *à payer ?* ☐ *à recevoir ?*

Son acceptation transforme la créance initiale en créance mobilisable :
☐ *oui ?* ☐ *non ?*

L'enregistrement de la traite s'effectue le :
☐ *11 octobre ?* ☐ *7 décembre ?*

- Enregistrez l'effet de commerce dans les comptes schématiques de la société BABY STAR.

RAYONNANT

Factures de vente et d'effets de commerce à recevoir

- Les Ets RAYONNANT, constructeurs de radiateurs électriques, ont envoyé les factures et effets de commerce suivants :

Ets RAYONNANT
DUPLICATA
Doit Sté WARPEN
Facture n° 538 — le 20 mai

Désignation	Q	P.U.	Taux T.V.A.	Montant
Radiateur soufflant TS 458 Remise 10 %	25	133,00	19,6 %	3 325,00 – 332,50
			Total HT	2 992,50
			Total T.V.A.	586,53
			Net à payer	3 579,03

Date de règlement : 30 juin par traite

Ets RAYONNANT
DUPLICATA
Doit Sté RUSKIN
Facture n° 539 — le 22 mai

Désignation	Q	P.U.	Taux T.V.A.	Montant
Radiateur céramique ZT2 Remise 15 %	60	92,00	19,6 %	5 520,00 – 828,00
			Total HT	4 692,00
			Total T.V.A.	919,63
			Net à payer	5 611,63

Règlement par traites :
3 000,00 € au 30 juin,
le solde au 31 juillet

Ets RAYONNANT
8, place de de l'Aguan
02340 LISLET
Contre cette LETTRE de CHANGE stipulée SANS FRAIS veuillez payer la somme indiquée ci-dessous à l'ordre de : nous-mêmes
mention L.C.R. s'il y a lieu
A LISLET LE
MONTANT POUR CONTRÔLE : 3 000,00 — DATE DE CRÉATION : 22/05/N — ÉCHÉANCE : 30/06/N — L.C.R. seulement — RÉFÉRENCE TIRÉ — € MONTANT : 3 000,00
R.I.B. du TIRÉ : 30007 | 04132 | 04883-1256 | 16 (code établ. / code guichet / N° de compte / clé R.I.B.)
Valeur en
NOM et ADRESSE du TIRÉ : ETS RUSKIN, 11, avenue Trolonatri, 12100 - MILLAU
DOMICILIATION : C.C.F 12100 - MILLAU
Acceptée le 26 mai Ruskin
ACCEPTATION OU AVAL — ne rien inscrire au-dessous de cette ligne
Rayonnant

Ets RAYONNANT
8, place de de l'Aguan
02340 LISLET
Contre cette LETTRE de CHANGE stipulée SANS FRAIS veuillez payer la somme indiquée ci-dessous à l'ordre de : nous-mêmes
mention L.C.R. s'il y a lieu
A LISLET LE
MONTANT POUR CONTRÔLE : 2 611,63 — DATE DE CRÉATION : 22/05/N — ÉCHÉANCE : 31/07/N — L.C.R. seulement — RÉFÉRENCE TIRÉ — € MONTANT : 2 611,63
R.I.B. du TIRÉ : 30007 | 04132 | 04883-1256 | 16 (code établ. / code guichet / N° de compte / clé R.I.B.)
Valeur en
NOM et ADRESSE du TIRÉ : ETS RUSKIN, 11, avenue Trolonatri, 12100 - MILLAU
DOMICILIATION : C.C.F 12100 - MILLAU
Acceptée le 26 mai Ruskin
ACCEPTATION OU AVAL — ne rien inscrire au-dessous de cette ligne
Rayonnant

Ets RAYONNANT
8, place de de l'Aguan
02340 LISLET
Contre cette LETTRE de CHANGE stipulée SANS FRAIS veuillez payer la somme indiquée ci-dessous à l'ordre de : nous-mêmes
mention L.C.R. s'il y a lieu
A LISLET LE
MONTANT POUR CONTRÔLE : 3 579,03 — DATE DE CRÉATION : 20/05/N — ÉCHÉANCE : 30/06/N — L.C.R. seulement — RÉFÉRENCE TIRÉ — € MONTANT : 3 579,03
R.I.B. du TIRÉ : 30004 | 07431 | 00733-1483 | 12 (code établ. / code guichet / N° de compte / clé R.I.B.)
Valeur en
NOM et ADRESSE du TIRÉ : STE WARPEN, 18, place Briocher, 38650 - ROISSAR
DOMICILIATION : CREDIT AGRICOLE 38650 - ROISSAR
Acceptée le 24 mai Warpen
ACCEPTATION OU AVAL — ne rien inscrire au-dessous de cette ligne
Rayonnant

Extrait du plan comptable des Ets RAYONNANT

411 Clients
413 Clients – Effets à recevoir
701 Ventes de produits finis

- Enregistrez ces documents dans un bordereau de saisie (tracé non fourni) des Ets RAYONNANT.

CHAPITRE 20

DOSSIER SYNTHÈSE

RADIOACTIVE

Enregistrement de documents

- La société RADIOACTIVE construit et répare du matériel électronique. Elle vous communique les documents suivants :

Sté RADIOACTIVE
DUPLICATA

Doit
Ets MIMET

Facture n° 314 — le 2 avril

Désignation	Q	P.U.	Taux T.V.A.	Montant
Compteur Geiger	27	480,00	19,6 %	12 960,00
Remise 3 %				– 388,80
			Net commercial	12 571,20
			Escompte 1 %	– 125,71
			Total H.T.	12 445,49
			Total TVA	2 439,31
Date de règlement : 11 avril			Net à payer	14 884,80

Sté RADIOACTIVE
DUPLICATA

Doit
Sté CARDEPAL

Facture n° 317 — le 8 avril

Désignation	Q	P.U.	Taux T.V.A.	Montant
Réparation oscilloscope			19,6 %	265,30
			Total H.T.	265,30
			Total TVA	51,99
			Net à payer	317,29

Date de règlement : 15 avril

Sté RADIOACTIVE
DUPLICATA

Doit
Sté HUDO

Facture n° 316 — le 6 avril

Désignation	Q	P.U.	Taux T.V.A.	Montant
Tensiomètre électronique	75	145,00	19,6 %	10 875,00
Remise 5 %				– 543,75
			Total H.T.	10 331,25
			Total TVA	2 024,92
			Net à payer	12 356,17

Règlement par traite au 15 mai

Sté RADIOACTIVE
DUPLICATA

Doit
CANENX S.A.

Facture n° 315 — le 4 avril

Désignation	Q	P.U.	Taux T.V.A.	Montant
Réparation boîtier alarme			19,6 %	529,00
			Escompte 1 %	– 5,29
			Total H.T.	523,71
			Total TVA	102,65
			Net à payer	626,36

Date de règlement : 8 avril

Pièce de caisse n° 64.

Date : 9 avril

Objet : Ventes comptoir du jour

Recettes	Dépenses
502,90	

SOCIETE GENERALE — REMISE DE CHEQUES

SOCIETE ANONYME R.C.S. PARIS B 552 120 222

NOM DU BÉNÉFICIAIRE : Sté RADIOACTIVE

NOM DE L'AGENCE QUI TIENT LE COMPTE : Agence LAFAYETTE — code guichet : 08742

numéro de compte : 000 7321 7748

agence de remise (si différente de l'agence qui tient le compte)

référence (facultatif)

visa de la Société Générale

date et signature du client : 14 Avril — Radioactive

établissement payeur — nom du tireur	montant €
BNP Ets MINET	13 782,22
C.C.F CANENX S.A	626,36

[X] hors département
[ ] sur département

montant total : 14 408,58 €

nombre de chèques : 2

94173 - 06-90

pour plus de 8 chèques, veuillez indiquer seulement le total et joindre un relevé séparé des chèques remis
n'oubliez pas de signer vos chèques
volant destiné au client

Sté RADIOACTIVE

DUPLICATA

Avoir
Ets MIMET

Avoir n° 042 — le 5 avril

Désignation	Q	P.U.	Taux T.V.A.	Montant
V/retour compteur Geiger Remise 3 %	2	480,00	19,6 %	960,00 – 28,80
		Net commercial		931,20
		Escompte 1 %		– 9,31
		Total H.T.		921,89
		Total TVA		180,69
Net à votre crédit		Net avoir		1 102,58

CARTE BANCAIRE

Le 13/04/N 11:10

STE RADIOACTIVE
25 RONDEFONTAINE

854166582337
741852856813369

MONTANT = 83,72 €

MERCI

Dépoussiérage potentiomètre (TVA = 19,6 %)

Ets SIRAN — le 6 avril

Reçue le 7 avril

Doit
Sté RADIOACTIVE

Facture n° 387

Désignation	TVA	Montant
150 circuits imprimés pour oscilloscopes	19,6 %	255,00
	Total HT	255,00
	Total TVA	49,98
Date de règlement : 10 avril	Net à payer	304,98

CARTE BANCAIRE

Le 12/04/N 16:10

DROGUERIE FOXY
25 RONDEFONTAINE

35741458957
854192928978781

MONTANT = 101,66 €

MERCI

Produits d'entretiens (TVA = 19,6 %)

Sté RADIOACTIVE
4, impasse Balanchine
25240 RONDEFONTAINE

Contre cette LETTRE de CHANGE
stipulée SANS FRAIS
veuillez payer la somme indiquée
ci-dessous à l'ordre de : nous - mêmes

mention L.C.R. s'il y a lieu

A RONDEFONTAINE LE

MONTANT POUR CONTROLE	DATE DE CRÉATION	ÉCHÉANCE	L.C.R. seulement / RÉFÉRENCE TIRÉ	€ MONTANT
12 356,17	16/04/N	15/05/N		12 356,17

RIB du TIRÉ

code établ	code guichet	N° de compte	clé RIB
30 006	2837	0870 423.11	48

DOMICILIATION : CREDIT LYONNAIS

Valeur en

NOM et ADRESSE du TIRÉ : Sté HUDO
27, rue du Mont Germont
42660 - PLANFOY

Acceptée le 19 Avril
Hudo

ACCEPTATION OU AVAL ▲

ne rien inscrire au-dessous de cette ligne ▼

Radioactive

Pièce de caisse n° 63.

Date : 3 avril

Objet : Achat timbre fiscal

Recettes	Dépenses
	25,00

Extrait du plan comptable de la société RADIOACTIVE

401 078 Fournisseur SIRAN
411 025 Client HUDO
411 047 Client CARDEPAL
411 083 Client CANENX
411 107 Client MIMET

- Enregistrez ces documents dans un bordereau de saisie de la société RADIOACTIVE (tracé non fourni).

CHAPITRE 21

LA VARIATION DES STOCKS

DIGANA

Constatation de la variation des stocks de matières, fournitures et marchandises

- Au 31 décembre, date de clôture de l'exercice de la société DIGANA, les soldes débiteurs des comptes de stocks de matières et autres approvisionnements, extraits de la balance avant inventaire, sont les suivants :

311	Stocks de matières premières	24 730,00
322	Stocks de fournitures consommables	3 240,00
371	Stocks de marchandises	16 180,00

- L'état d'inventaire de ces stocks à la clôture de l'exercice fait apparaître les valeurs suivantes :

Matières premières	26 290,00
Fournitures consommables	2 730,00
Marchandises	13 950,00

Le montant des stocks de la balance avant inventaire correspond au :
☐ *stock initial ?* ☐ *stock final ?*
Le montant des stocks de l'état d'inventaire correspond au :
☐ *stock initial ?* ☐ *stock final ?*

- Complétez le tableau pour déterminer la variation de chaque catégorie de stocks.

Stocks	Montant du stock initial	Montant du stock final	Variation	
			Diminution	Augmentation
Matières premières	....	....	....	....
Fournitures consommables	....	....	....	....
Marchandises	....	....	....	....

Pour les stocks de matières, fournitures et marchandises :
La diminution de valeur est assimilée à : ☐ *une charge ?* ☐ *une diminution de charge ?*
L'augmentation de valeur est assimilée à : ☐ *une charge ?* ☐ *une diminution de charge ?*

- Codifiez dans le bordereau de saisie de la société DIGANA, les écritures d'inventaire constatant la variation des stocks de matières premières.

ENTREPRISE :			BORDEREAU DE SAISIE		Mois :
Jour	n° pièce	n° compte	Débit	Crédit	Libellé

GERNOD

Constatation de la variation des stocks de produits

- Au 31 décembre, date de clôture de l'exercice, les soldes débiteurs des comptes de stocks de produits, extraits de la balance avant inventaire de l'entreprise GERNOD, sont les suivants :

331 Stocks de produits en cours 17 420,00
351 Stocks de produits intermédiaires 9 730,00
355 Stocks de produits finis 38 690,00

- L'état d'inventaire de ces stocks à la clôture de l'exercice fait apparaître les valeurs suivantes :

Produits en cours 19 230,00
Produits intermédiaires 9 210,00
Produits finis 40 150,00

Le montant des stocks de la balance avant inventaire correspond au :
☐ *stock initial ?* ☐ *stock final ?*
Le montant des stocks de l'état d'inventaire correspond au :
☐ *stock initial ?* ☐ *stock final ?*

- Complétez le tableau pour déterminer la variation de chaque catégorie de stocks.

Stocks	Montant du stock initial	Montant du stock final	Variation	
			Diminution	Augmentation
Produits en cours	....	....	....	....
Produits intermédiaires	....	....	....	....
Produits finis	....	....	....	....

Pour les stocks de produits :
La diminution de valeur est assimilée à : ☐ *un produit ?* ☐ *une réduction de produit ?*
L'augmentation de valeur est assimilée à : ☐ *un produit ?* ☐ *une réduction de produit ?*

- Codifiez dans le bordereau de saisie de l'entreprise GERNOD, les écritures d'inventaire constatant la variation des stocks de produits finis.

ENTREPRISE :		BORDEREAU DE SAISIE			Mois :
Jour	n° pièce	n° compte	Débit	Crédit	Libellé

CHAPITRE 22

L'AMORTISSEMENT DES IMMOBILISATIONS

VITIGES

Plan d'amortissement d'une immobilisation acquise en début d'exercice

- La société VITIGES, spécialisée dans la fabrication de faïence et porcelaine, a commandé à la société HOKSANN SA un nouveau modèle de four électrique pour une meilleure cuisson de la porcelaine.

Le 2 janvier N, la société HOKSANN SA livre et procède à la mise en service du four électrique commandé. Elle lui remet la facture ci-contre.

L'entreprise estime la durée probable d'utilisation de cette immobilisation à 8 ans et sa valeur résiduelle nulle. La méthode d'amortissement utilisée est celle des unités de temps d'utilisation.

HOKSANN SA

Facture n° 004

Doit
Sté VITIGES
le 2 janvier N

Désignation	Taux T.V.A.	Montant
Four électrique 1200 XL	19,6 %	8 164,00
Frais de mise en service	19,6 %	220,00
Reçue le 2 janvier N	Total H.T.	8 384,00
	Total T.V.A.	1 643,26
Date de règlement : 15 janvier N	Net à payer	10 027,26

La valeur brute H.T. du four électrique s'élève à : ☐ *8 164,00 € ?* ☐ *8 384,00 € ?*
La base amortissable est identique à la valeur brute : ☐ *oui ?* ☐ *non ?*
Les dates d'acquisition et de mise en service sont : ☐ *identiques ?* ☐ *différentes ?*
La date de mise en service a lieu au début de l'exercice comptable : ☐ *oui ?* ☐ *non ?*
L'amortissement de l'immobilisation s'étend sur : ☐ *8 exercices ?* ☐ *9 exercices ?*
La méthode d'amortissement utilisée correspond à l'amortissement linéaire : ☐ *oui ?* ☐ *non ?*
Le taux d'amortissement du premier exercice s'élève à : ☐ *10 % ?* ☐ *12,5 % ?* ☐ *15 % ?*

- Complétez la fiche d'immobilisation du four électrique acquis par la société VITIGES.

Fiche d'immobilisation

Désignation : Four électrique 1200 XL
Valeur brute H.T. : ....
Valeur résiduelle prévue : ....
Base amortissable : ....
Date d'aquisition : ....
Date de mise en service : ....

Date d'inventaire : 31 décembre
Durée d'utilisation prévue : ....
Unité de mesure de la consommation des avantages économiques attendus : ....
Taux d'amortissement (en cas méthode linéaire) ....

Plan d'amortissement

Exercice	Valeur Brute	Base amortissable	Amortissements		Valeur comptable nette
			Annuité	Cumul	
n	....	....	....	....	....
n+1	....	....	....	....	....
n+2	....	....	....	....	....
n+3	....	....	....	....	....
n+4	....	....	....	....	....
n+5	....	....	....	....	....
n+6	....	....	....	....	....
n+7	....	....	....	....	....

ALTIPLANO

Plan d'amortissement d'une immobilisation acquise en début d'exercice

- Complétez la fiche d'immobilisation relative à un système informatique acheté par la société ALTIPLANO.

Fiche d'immobilisation	
Désignation : Système informatique Valeur brute H.T. : 1 762,00 € Valeur résiduelle prévue : 0 Base amortissable : .... Date d'acquisition : 02/01/n Date de mise en service : 02/01/n	Date d'inventaire : 31 décembre Durée d'utilisation prévue : 5 ans Unités de mesure de la consommation des avantages économiques attendus : Unités de temps d'utilisation Taux d'amortissement (en cas méthode linéaire) : ....

Plan d'amortissement

Exercice	Valeur Brute	Base amortissable	Amortissements		Valeur comptable nette
			Annuité	Cumul	
n	....	....	....	....	....
n+1	....	....	....	....	....
n+2	....	....	....	....	....
n+3	....	....	....	....	....
n+4	....	....	....	....	....

BAYAM

Plan d'amortissement d'une immobilisation acquise en début d'exercice

- Complétez la fiche d'immobilisation concernant une grue de chantier acquise par la société BAYAM sachant que la consommation des avantages économiques attendus se mesure selon les prévisions des heures de fonctionnement regroupées dans le tableau suivant :

Heures prévisionnelles de fonctionnement									
Années									
n	n+1	n+2	n+3	n+4	n+5	n+6	n+7	n+8	n+9
200	350	400	500	600	700	650	620	560	420

Fiche d'immobilisation	
Désignation : Grue de chantier Valeur brute H.T. : 40 000,00 € Valeur résiduelle prévue : 2 000,00 € Base amortissable : .... Date d'acquisition : 02/01/n Date de mise en service : 02/01/n	Date d'inventaire : 31 décembre Durée d'utilisation prévue : 10 ans Unités de mesure de la consommation des avantages économiques attendus : Unités de temps de fonctionnement Taux d'amortissement (en cas méthode linéaire) : ....

Plan d'amortissement

Exercice	Valeur Brute	Base amortissable	Amortissements		Valeur comptable nette
			Annuité	Cumul	
n	....	....	....	....	....
n+1	....	....	....	....	....
n+2	....	....	....	....	....
n+3	....	....	....	....	....
n+4	....	....	....	....	....
n+5	....	....	....	....	....
n+6	....	....	....	....	....
n+7	....	....	....	....	....
n+8	....	....	....	....	....
n+9	....	....	....	....	....

SOLARIUM

Plan d'amortissement d'une immobilisation acquise en cours d'exercice

- Le 8 avril N, la société SOLARIUM reçoit la facture ci-contre des établissements BRAMETOT relative à l'acquisition d'un outillage spécial destiné à la fabrication de lampes UVA commandé le 1er avril N.

  Le 15 avril N, les établissements BRAMETOT livrent et procèdent à la mise en service de l'outillage dont la durée probable d'utilisation est estimée à 5 ans. La valeur résiduelle de cet équipement est considérée comme nulle. La méthode d'amortissement utilisée est celle des unités de temps d'utilisation.

Ets BRAMETOT

Doit
Sté SOLARIUM

Facture n° 327 — le 6 avril N

Désignation	Taux T.V.A.	Montant
Outillage spécifique pour lampes U.V.A.	19,6 %	6 420,00
Frais d'installation	19,6 %	480,00
Transport	19,6 %	120,00
	Total H.T.	7 020,00
	Total T.V.A.	1 375,92
	Net à payer	8 395,92

Reçue le 8 avril N

Date de règlement : 18 avril N

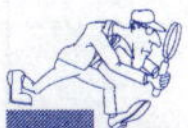

La valeur brute H.T. de l'outillage s'élève à : ☐ 6 420,00 € ? ☐ 6 900,00 € ? ☐ 7 020,00 € ?
La base amortissable est identique à la valeur brute : ☐ oui ? ☐ non ?
Les dates d'acquisition et de mise en service sont : ☐ identiques ? ☐ différentes ?
La date de mise en service a lieu au début de l'exercice comptable : ☐ oui ? ☐ non ?
La durée d'utilisation de la première année est de : ☐ 255 jours ? ☐ 262 jours ? ☐ 270 jours ?
L'annuité d'amortissement du premier exercice s'élève à : ☐ 994,50 € ? ☐ 1 021,80 € ? ☐ 1 053,00 € ?
Les annuités d'amortissement sont : ☐ identiques ? ☐ différentes ?
L'amortissement de cette immobilisation s'étend sur : ☐ 5 exercices ? ☐ 6 exercices ? ☐ 7 exercices ?

- Complétez la fiche d'immobilisation de l'outillage acquis par la société SOLARIUM.

Fiche d'immobilisation

Désignation : Outillage spécifique
Valeur brute H.T. : ....
Valeur résiduelle prévue : ....
Base amortissable : ....
Date d'acquisition : ....
Date de mise en service : ....

Date d'inventaire : 31 décembre
Durée d'utilisation prévue : ....
Unités de mesure de la consommation des avantages économiques attendus : ....
Taux d'amortissement (en cas méthode linéaire) : ....

Plan d'amortissement

Exercice	Valeur Brute	Base amortissable	Amortissements		Valeur comptable nette
			Annuité	Cumul	
....	....	....	....	....	....
....	....	....	....	....	....
....	....	....	....	....	....
....	....	....	....	....	....
....	....	....	....	....	....
....	....	....	....	....	....

DAUBINET

Plan d'amortissement d'une immobilisation acquise en cours d'exercice

- Complétez la fiche d'immobilisation concernant l'acquisition d'une imprimante offset par la société DAUBINET sachant que la consommation des avantages économiques attendus se mesure selon les prévisions du nombre de pages imprimées regroupées dans le tableau suivant :

Nombres prévisionnels de pages imprimées				
Années				
n	n+1	n+2	n+3	n+4
42 000	57 000	84 000	78 000	39 000

Fiche d'immobilisation

Désignation : Imprimante Offset Valeur brute H.T. : 70 000,00 € Valeur résiduelle prévue : 5 200,00 € Base amortissable : .... Date d'acquisition : 06/09/n Date de mise en service : 10/09/n	Date d'inventaire : 31 décembre Durée d'utilisation prévue : .... Unités de mesure de la consommation des avantages économiques attendus : .... Taux d'amortissement (en cas méthode linéaire) : ....

Plan d'amortissement

Exercice	Valeur Brute	Base amortissable	Amortissements		Valeur comptable nette
			Annuité	Cumul	
....	....	....	....	....	....
....	....	....	....	....	....
....	....	....	....	....	....
....	....	....	....	....	....
....	....	....	....	....	....
....	....	....	....	....	....

- Codifiez l'enregistrement de l'annuité d'amortissement de l'année N dans le bordereau de saisie de la société DAUBINET.

ENTREPRISE :			BORDEREAU DE SAISIE		Mois :
Jour	n° pièce	n° compte	Débit	Crédit	Libellé

VOKAL

Plans d'amortissement de plusieurs immobilisations

- L'entreprise VOKAL débute son exercice comptable le 1er janvier de chaque année. Complétez le tableau récapitulatif des plans d'amortissement du mobilier sachant que l'entreprise utilise pour ce type d'immobilisation la méthode de l'amortissement linéaire.

Tableau récapitulatif des plans d'amortissement du mobilier

Immobilisation	Valeur d'origine	Base amortissable	Date		Durée	Annuité amortissement		
			Acquisition	Mise en service		N	N+1	N+2
Classeur	720,00	720,00	10/02/N	10/02/N	8 ans	....	....	....
Fauteuil	280,00	280,00	15/11/N	15/11/N	5 ans	....	....	....
Coffre-fort	4 032,00	4 032,00	08/04/N+1	16/04/N+1	8 ans	....	....	....
Bureau président	1 782,00	1 782,00	15/07/N+1	20/07/N+1	5 ans	....	....	....
					Totaux	....	....	....

- Codifiez au 31 décembre dans le journal de l'entreprise VOKAL, sur feuille séparée, l'enregistrement de l'amortissement du mobilier pour l'année N+1.

MERMONDE

Plans d'amortissement de plusieurs immobilisations

L'entreprise de menuiserie MERMONDE SA, créée le 10 mai N et dont l'exercice comptable correspond avec l'année civile, vous communique les factures de ses premières acquisitions d'immobilisation. La méthode d'amortissement utilisée est celle des unités de temps d'utilisation et la valeur estimée des valeurs résiduelles sont toutes nulles.

Garage KEVRISE

Doit MERMONDE SA

le 21 mai N — Facture n° 387

Désignation	Montant	Taux TVA
Camionnette aménagée	13 890,00	19,6 %
Remise 15 %	– 2 083,50	
Total HT	11 806,50	
Total TVA	2 314,07	
Net à payer	14 120,57	

livrée le 21 mai N

Date de règlement : Fin de mois

Sté SWEET APPLE'S

Doit MERMONDE SA

Facture n° 561 — le 1er juillet N

Désignation	Q	P.U.	Taux TVA	Montant
Micro-ordinateur	1	1 230,00	19,6 %	1 230,00
Rabais 20 %				– 246,00
Net commercial				984,00
Escompte 5 %				– 49,20
Total H.T.				934,80
Total TVA				183,22
Net à payer				1 118,02

Installé ce jour

Date de règlement : à réception

Ets VARID

Doit MERMONDE SA

Facture n° 519 — le 14 mai N

Désignation	Taux TVA	Montant
Machine-outil	19,6 %	22 800,00
Frais d'installation	19,6 %	2 130,00
Total H.T.		24 930,00
Total TVA		4 886,28
Net à payer		29 816,28

Mise en service le 17 mai N

Date de règlement : Fin de mois

Sté VIQUIN

Doit MERMONDE SA

Facture n° 705 — le 26 mai N

Désignation	Taux TVA	Montant
Outillage spécialisé	19,6 %	5 480,00
Escompte 3 %		– 164,40
Total H.T.		5 315,60
Total TVA		1 041,85
Net à payer		6 357,45

Outillage livré le 26 mai N

Date de règlement : 31 mai N

Sté CENKOS — le 1er juin N

livré ce jour

Doit MERMONDE SA

Facture n° 436

Désignation	Montant HT	TVA 19,6 %	Montant TTC
Échafaudage mobile	1 680,00	329,28	2 009,28

Date de règlement : 8 juin N

Ets GLIVANA

Doit MERMONDE SA

le 10 juin N — Facture n° 831

Désignation	Q	P.U.	Montant	Taux TVA
Armoire de bureau	1	930,00	930,00	19,6 %
Transport			30,00	19,6 %
Total H.T.			960,00	
Total TVA			188,16	
Net à payer			1 148,16	

livrée le 16 juin N

Date de règlement : Fin de mois

Durée d'utilisation

- Matériel industriel : 8 ans
- Outillage industriel : 8 ans
- Matériel de transport : 5 ans
- Matériel informatique : 5 ans
- Mobilier : 6 ans

- Complétez les fiches d'immobilisation des acquisitions de l'entreprise MERMONDE SA.

Fiche d'immobilisation

Désignation : Machine-outil

Valeur brute H.T. : ....

Valeur résiduelle prévue : ....

Base amortissable : ....

Date d'acquisition : ....

Date de mise en service : ....

Date d'inventaire : ....

Durée d'utilisation prévue : ....

Unités de mesure de la consommation des avantages économiques attendus : ....

Taux d'amortissement (en cas méthode linéaire) : ....

Plan d'amortissement

Exercice	Valeur Brute	Base amortissable	Amortissements		Valeur comptable nette
			Annuité	Cumul	
....	....	....	....	....	....
....	....	....	....	....	....
....	....	....	....	....	....
....	....	....	....	....	....
....	....	....	....	....	....
....	....	....	....	....	....
....	....	....	....	....	....
....	....	....	....	....	....
....	....	....	....	....	....

Fiche d'immobilisation

Désignation : Outillage spécialisé

Valeur brute H.T. : ....

Valeur résiduelle prévue : ....

Base amortissable : ....

Date d'acquisition : ....

Date de mise en service : ....

Date d'inventaire : ....

Durée d'utilisation prévue : ....

Unités de mesure de la consommation des avantages économiques attendus : ....

Taux d'amortissement (en cas méthode linéaire) : ....

Plan d'amortissement

Exercice	Valeur Brute	Base amortissable	Amortissements		Valeur comptable nette
			Annuité	Cumul	
....	....	....	....	....	....
....	....	....	....	....	....
....	....	....	....	....	....
....	....	....	....	....	....
....	....	....	....	....	....
....	....	....	....	....	....
....	....	....	....	....	....
....	....	....	....	....	....
....	....	....	....	....	....

Fiche d'immobilisation

Désignation : Échafaudage mobile

Valeur brute H.T. : ....

Valeur résiduelle prévue : ....

Base amortissable : ....

Date d'acquisition : ....

Date de mise en service : ....

Date d'inventaire : ....

Durée d'utilisation prévue : ....

Unités de mesure de la consommation des avantages économiques attendus : ....

Taux d'amortissement (en cas méthode linéaire) : ....

Plan d'amortissement

Exercice	Valeur Brute	Base amortissable	Amortissements		Valeur comptable nette
			Annuité	Cumul	
....	....	....	....	....	....
....	....	....	....	....	....
....	....	....	....	....	....
....	....	....	....	....	....
....	....	....	....	....	....
....	....	....	....	....	....
....	....	....	....	....	....
....	....	....	....	....	....
....	....	....	....	....	....
....	....	....	....	....	....

Fiche d'immobilisation

Désignation : Armoire de bureau

Valeur brute H.T. : ....

Valeur résiduelle prévue : ....

Base amortissable : ....

Date d'acquisition : ....

Date de mise en service : ....

Date d'inventaire : ....

Durée d'utilisation prévue : ....

Unités de mesure de la consommation des avantages économiques attendus : ....

Taux d'amortissement (en cas méthode linéaire) : ....

Plan d'amortissement

Exercice	Valeur Brute	Base amortissable	Amortissements		Valeur comptable nette
			Annuité	Cumul	
....	....	....	....	....	....
....	....	....	....	....	....
....	....	....	....	....	....
....	....	....	....	....	....
....	....	....	....	....	....
....	....	....	....	....	....
....	....	....	....	....	....
....	....	....	....	....	....
....	....	....	....	....	....
....	....	....	....	....	....

Fiche d'immobilisation	
Désignation : Camionnette aménagée Valeur brute H.T. : .... Valeur résiduelle prévue : .... Base amortissable : .... Date d'acquisition : .... Date de mise en service :	Date d'inventaire : .... Durée d'utilisation prévue : .... Unités de mesure de la consommation des avantages économiques attendus : .... Taux d'amortissement (en cas méthode linéaire) : ....

Plan d'amortissement

Exercice	Valeur Brute	Base amortissable	Amortissements		Valeur comptable nette
			Annuité	Cumul	
....	....	....	....	....	....
....	....	....	....	....	....
....	....	....	....	....	....
....	....	....	....	....	....
....	....	....	....	....	....
....	....	....	....	....	....

Fiche d'immobilisation	
Désignation : Micro-ordinateur Valeur brute H.T. : .... Valeur résiduelle prévue : .... Base amortissable : .... Date d'acquisition : .... Date de mise en service :	Date d'inventaire : .... Durée d'utilisation prévue : .... Unités de mesure de la consommation des avantages économiques attendus : .... Taux d'amortissement (en cas méthode linéaire) : ....

Plan d'amortissement

Exercice	Valeur Brute	Base amortissable	Amortissements		Valeur comptable nette
			Annuité	Cumul	
....	....	....	....	....	....
....	....	....	....	....	....
....	....	....	....	....	....
....	....	....	....	....	....
....	....	....	....	....	....
....	....	....	....	....	....

- Codifiez au 31 décembre N, dans le journal de l'entreprise MERMONDE SA, l'enregistrement de l'amortissement des immobilisations.

ENTREPRISE :		BORDEREAU DE SAISIE			Mois :
Jour	n° pièce	n° compte	Débit	Crédit	Libellé

BOX CARD

Plans d'amortissement de plusieurs immobilisations

- La société BOX CARD débute son exercice comptable le 1er janvier de chaque année. Elle a acheté au cours de l'année N un système informatique dont les caractéristiques figurent dans la fiche d'immobilisation ci-dessous.
- Complétez la fiche d'immobilisation de ce système informatique.

Fiche d'immobilisation

Désignation : Système informatique 210 TS	Date d'inventaire : 31 décembre
Valeur brute H.T. : 10 000,00 €	Durée d'utilisation prévue : 5 ans
Valeur résiduelle prévue : 550,00 €	Unités de mesure de la consommation des avantages économiques attendus : Unités de temps d'utilisation
Base amortissable :	Taux d'amortissement (en cas méthode linéaire) : ....
Date d'acquisition : 16/10/N	
Date de mise en service : 16/10/N	

Plan d'amortissement

Exercice	Valeur Brute	Base amortissable	Amortissements		Valeur comptable nette
			Annuité	Cumul	
....	....	....	....	....	....
....	....	....	....	....	....
....	....	....	....	....	....
....	....	....	....	....	....
....	....	....	....	....	....
....	....	....	....	....	....

- Reportez dans le tableau récapitulatif ci-dessous les éléments concernant le système informatique 210 TS.

Tableau récapitulatif des plans d'amortissement du matériel de bureau et matériel informatique

Immobilisation	Valeur d'origine	Base amortissable	Date		Durée	Annuité amortissement		
			Acquisition	Mise en service		N–1	N	N+1
Micro-ordinateur 150T	900,00	900,00	06/02/N–1	06/02/N–1	5 ans	162,50	180,00	180,00
Imprimante laser	540,00	540,00	01/03/N–1	01/03/N–1	5 ans	90,00	108,00	108,00
Télécopieur SXT	480,00	480,00	01/06/N–1	01/06/N–1	5 ans	56,00	96,00	96,00
Système informatique 210 TS	....	....	....	....	......	....	....	....
					Totaux	....	....	....

- Codifiez au 31 décembre N, dans le journal de la société BOX CARD, l'enregistrement de l'amortissement du matériel de bureau et informatique pour l'année N.

ENTREPRISE : BORDEREAU DE SAISIE

Jour	n° pièce	n° compte	Débit	Crédit	Libellé

RUBATO

Plans d'amortissement de plusieurs immobilisations

- L'exercice comptable de l'entreprise RUBATO correspond avec l'année civile. Elle vous communique les extraits des tableaux récapitulatifs des plans d'amortissements de ses immobilisations. Cette entreprise utilise la méthode de l'amortissement linéaire.

Tableau récapitulatif des plans d'amortissement du matériel de transport								
Immobilisation	Valeur d'origine	Base amortissable	Date		Durée	Annuité amortissement		
			Acquisition	Mise en service		N–1	N	N+1
Camion 10T	45 000,00	42 768,00	11/02/N–1	21/02/N–1	4 ans	....	....	....
Berline	24 000,00	21 636,00	01/11/N–1	01/11/N–1	5 ans	....	....	....
Camionnette 2 500 kg	10 000,00	9 792,00	08/04/N	16/04/N	4 ans	....	....	....
					Totaux	....	....	....

Tableau récapitulatif des plans d'amortissement du matériel de bureau et matériel informatique								
Immobilisation	Valeur d'origine	Base amortissable	Date		Durée	Annuité amortissement		
			Acquisition	Mise en service		N–1	N	N+1
Micro-ordinateur	1 500,00	1 238,40	01/12/N–1	01/12/N–1	8 ans	....	....	....
Imprimante	610,00	594,00	16/01/N	16/01/N	5 ans	....	....	....
					Totaux	....	....	....

Tableau récapitulatif des plans d'amortissement du mobilier								
Immobilisation	Valeur d'origine	Base amortissable	Date		Durée	Annuité amortissement		
			Acquisition	Mise en service		N–1	N	N+1
Bureau de direction	2 088,00	2 088,00	11/07/N–1	11/07/N–1	10 ans	....	....	....
Fauteuil	380,00	374,40	16/09/N–1	16/09/N–1	8 ans	....	....	....
Armoire	800,00	748,80	21/04/N	21/04/N	8 ans	....	....	....
					Totaux	....	....	....

- Codifiez au 31 décembre N, dans le journal de l'entreprise RUBATO, l'enregistrement constatant les amortissements de l'exercice.

ENTREPRISE :		BORDEREAU DE SAISIE			Mois :
Jour	n° pièce	n° compte	Débit	Crédit	Libellé

FICHES DE COURS

CHAPITRE 1

DE LA SITUATION DE L'ENTREPRISE AU BILAN

LE BILAN

➡ La situation d'une entreprise à un moment donné permet de recenser :
- les biens qu'elle possède,
- les moyens qui lui ont permis de financer ses biens.

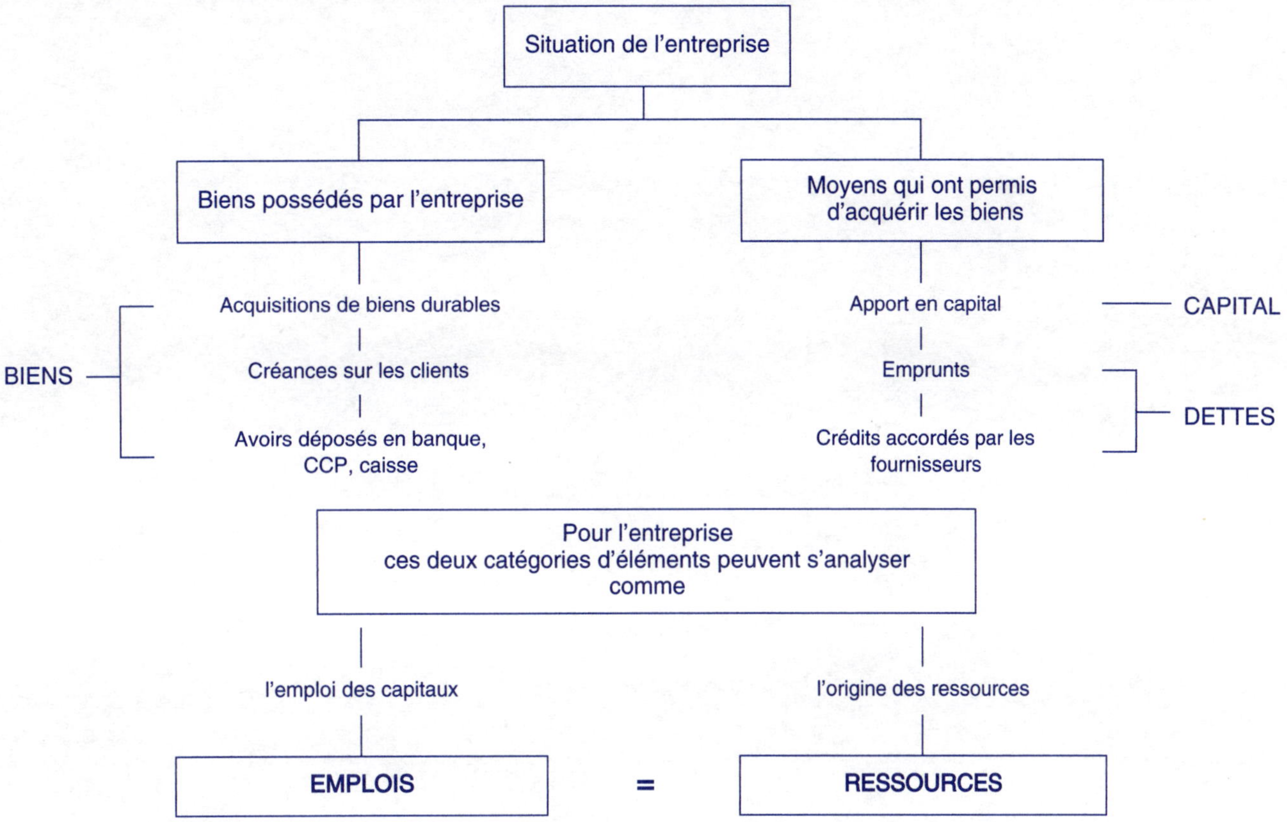

➡ En comptabilité, les deux catégories d'éléments sont présentés dans un tableau appelé bilan.

La partie gauche qui regroupe les emplois se nomme **actif**.

La partie droite qui regroupe les ressources se nomme **passif**.

EMPLOIS = RESSOURCES

ACTIF = PASSIF

BILAN	
Actif	**Passif**
Biens	Capital
	Dettes

Le bilan représente la situation patrimoniale de l'entreprise à une date déterminée. Il peut être établi à tout moment de l'année.

CHAPITRE 2

DU BILAN À LA CLASSIFICATION DES COMPTES DU PLAN COMPTABLE

LE PLAN COMPTABLE

Chaque élément d'actif et de passif d'un bilan doit être regroupé en fonction de sa nature dans l'une des cinq classes définies par le Plan comptable.

	BILAN		
	Actif	**Passif**	
Classe 2	Biens durables (*immobilisations*)	Apport en capital et emprunt	Classe 1
Classe 3	Biens stockés		
Classe 4	Crédits accordés	Crédits obtenus	Classe 4
Classe 5	Valeurs monétaires		

La **classe 1** regroupe les apports en capital et les emprunts,
La **classe 2** regroupe les biens immobilisés dont dispose l'entreprise,
La **classe 3** regroupe les biens stockés destinés à être vendus, transformés ou consommés,
La **classe 4** regroupe les crédits accordés aux clients ou obtenus des fournisseurs,
La **classe 5** regroupe les valeurs monétaires dont dispose l'entreprise (à la banque ou en caisse).

Chaque élément du bilan ainsi regroupé doit trouver dans sa classe un compte correspondant à sa nature spécifique.

L'ensemble des comptes permet une présentation normalisée du bilan qui obéit à un double principe :

Les comptes d'actif représentent les différents **emplois** des capitaux. Ils sont classés en fonction de leur liquidité croissante.

Les comptes de passif représentent les différentes **ressources**. Ils sont classés en fonction de leur exigibilité croissante.

	BILAN		
	Actif	**Passif**	
liquidité croissante ↓	Classe 2	Classe 1	exigibilité croissante ↓
	Classe 3		
	Classe 4	Classe 4	
	Classe 5		

CHAPITRE 3

DE LA POSITION DES COMPTES DANS LE BILAN À LEUR MODE DE FONCTIONNEMENT

LES COMPTES DE BILAN

Toute modification apportée à un élément du bilan est notée dans son compte. Chaque compte se présente sous la forme d'un tableau à deux colonnes où sont notés les mouvements qui le concernent : d'une part les **augmentations** et d'autre part les **diminutions**.

La partie gauche est appelée **débit** et la partie droite **crédit**.

À la date du bilan, les comptes sont arrêtés et les sommes figurant au débit et au crédit de chaque compte sont additionnées. La différence entre le débit et le crédit fait apparaître la situation du compte. Cette différence s'appelle le **solde**.

Si le **débit** est supérieur au crédit le solde du compte est **débiteur**.

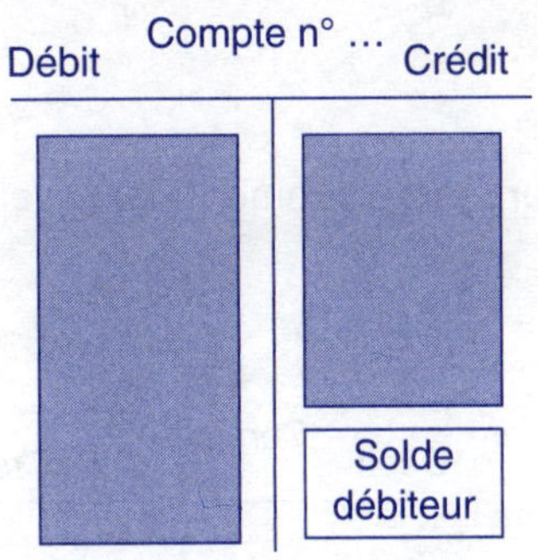

Le solde débiteur s'inscrit au crédit du compte pour l'équilibrer.

Si le **crédit** est supérieur au débit le solde du compte est **créditeur**.

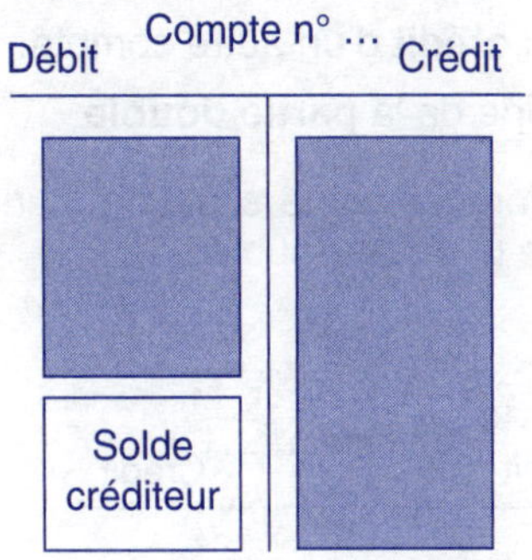

Le solde créditeur s'inscrit au débit du compte pour l'équilibrer.

C'est le solde de chaque compte qui apparaît au bilan :

Les comptes d'**actif** ont un solde **débiteur**.

Les comptes de **passif** ont un solde **créditeur**.

C'est la situation du compte dans le bilan qui détermine son mode de fonctionnement :

Pour les comptes d'**actif**

Toute **augmentation** du compte est notée au **débit**
Toute **diminution** du compte est notée au **crédit**.

Pour les comptes de **passif**

Toute **augmentation** du compte est notée au **crédit**
Toute **diminution** du compte est notée au **débit**.

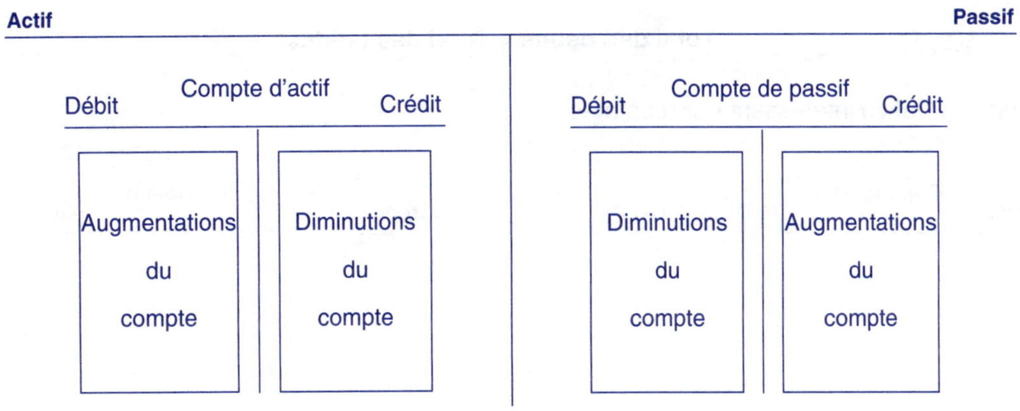

CHAPITRE 4

DU FONCTIONNEMENT DES COMPTES DE BILAN À LA PARTIE DOUBLE

LA PARTIE DOUBLE

Toute opération concernant la situation d'une entreprise fait varier son bilan et l'enregistrement comptable qui en résulte va modifier, au minimum, la valeur de deux comptes.

Pour procéder à cet enregistrement, l'analyse est la suivante :

1) recherche des comptes qui vont être modifiés,

2) pour chacun des comptes concernés, se poser deux questions :

a) l'opération entraîne-t-elle pour le compte une augmentation ou une diminution ?

b) le compte se situe-t-il à l'actif ou au passif du bilan ?

La réponse à ces questions permet, dans le respect du mode de fonctionnement des comptes de bilan, d'enregistrer le montant de l'opération :

1) une fois au **débit** d'un compte,

2) une fois au **crédit** d'un autre compte.

C'est le principe de la **partie double**.

Ainsi, une opération modifiant la situation d'une entreprise par un enregistrement dans deux comptes doit respecter le principe de la partie double :

Débit = Crédit

Lorsqu'une opération modifie la valeur de plus de deux comptes, l'analyse est identique :

1) recherche des comptes qui vont être modifiés,

2) pour chacun des comptes concernés :

a) l'opération entraîne-t-elle pour le compte une augmentation ou une diminution ?

b) de quel montant ?

c) le compte se situe-t-il à l'actif ou au passif du bilan ?

Puis contrôler le principe de la partie double, à savoir le respect de l'égalité :

Total des sommes inscrites au débit des comptes = Total des sommes inscrites au crédit des comptes

Total des débits = Total des crédits

Ainsi, pour une opération intéressant trois comptes :

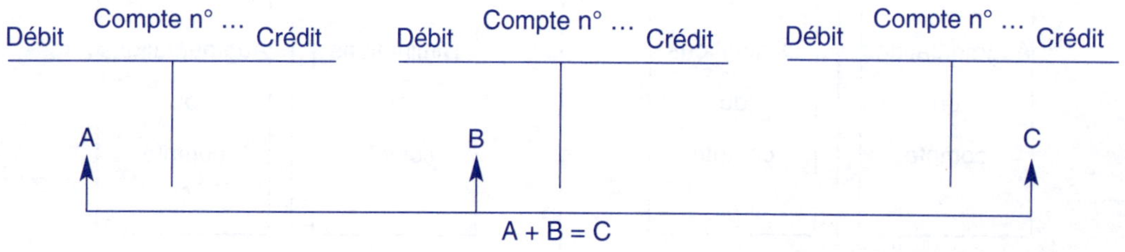

CHAPITRE 5

DU PRINCIPE DE LA PARTIE DOUBLE AU FONCTIONNEMENT DES COMPTES DE GESTION

LES COMPTES DE GESTION

Une fois les investissements effectués, l'entreprise va réaliser des opérations directement liées à l'objet de son activité. Il s'agit des dépenses et des recettes en relation avec son exploitation.

Les dépenses constituent des **charges** et les recettes représentent des **produits** pour l'entreprise.

Les **charges** regroupent l'ensemble des **achats** et des **frais** nécessaires à l'exploitation.

Les **produits** regroupent l'ensemble des **ventes** et des **prestations de services** fournies à la clientèle.

L'entreprise enregistre les charges et les produits non plus dans les comptes de bilan, mais dans des comptes spécifiques appelés **comptes de gestion.**

Le Plan comptable regroupe dans la **classe 6** tous les comptes de **charges** et dans la **classe 7** tous les comptes de **produits**.

Par convention :

Tout compte de charge est **débité** de l'augmentation du montant de la **charge** qui le concerne.

Tout compte de produits est **crédité** de l'augmentation du montant du **produit** qui le concerne.

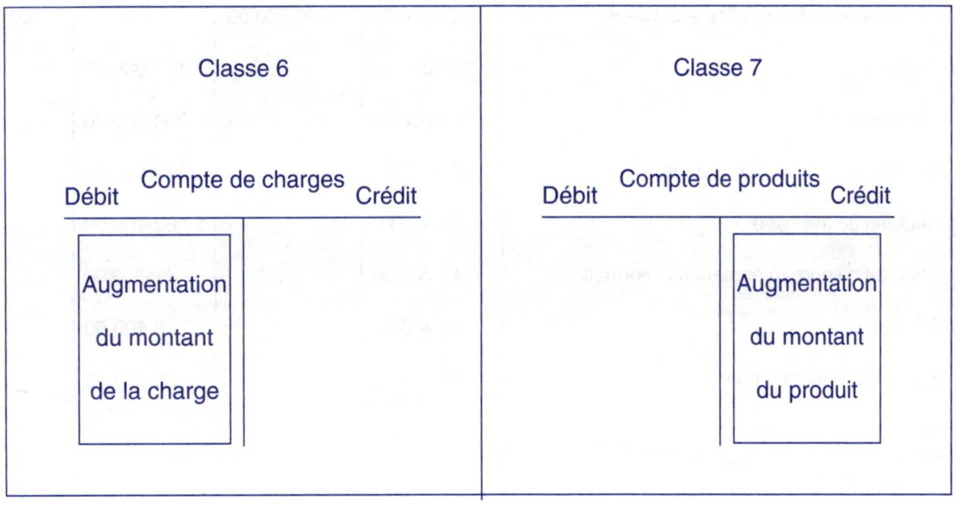

Lorsque l'entreprise réalise une opération liée à son exploitation, celle-ci modifie non seulement la valeur d'un compte de gestion mais également celle d'un compte de bilan.

Il convient donc d'analyser cette opération sous un double aspect :

1) recherche du compte de gestion qui va être augmenté,
2) recherche du compte de bilan qui va être modifié,
3) puis, pour chacun des comptes concernés application de la règle de fonctionnement qui convient (voir chapitres 3 et 5).

Puis contrôle du principe de la partie double :

Total des débits = Total des crédits

CHAPITRE 6

DES COMPTES À LA BALANCE

LA BALANCE

Pour toute opération, le principe de la partie double implique que le total des sommes inscrites au débit d'un ou plusieurs comptes est égal au total des sommes inscrites au crédit d'un ou plusieurs autres comptes.

Total des sommes débitées = Total des sommes créditées

En généralisant ce principe à l'ensemble des opérations d'une période, il est possible d'établir un tableau récapitulatif appelé **balance** qui fait apparaître pour chaque compte de l'entreprise classé suivant la numérotation du Plan comptable :

1) le total des sommes figurant au débit,

2) le total des sommes figurant au crédit,

3) le montant et la qualification de leur solde (débiteur ou créditeur).

BALANCE DE LA SOCIÉTÉ SETTLER AU 31 DÉCEMBRE N

N°	NOM DES COMTES	SOMMES		SOLDES	
		DÉBIT	CRÉDIT	DÉBITEUR	CRÉDITEUR
101	Capital		950 000,00		950 000,00
168	Autres emprunts et dettes assimilées	200 000,00	600 000,00		400 000,00
211	Terrains	140 000,00		140 000,00	
213	Constructions	264 000,00		264 000,00	
2154	Matériel et outillage industriels	173 000,00		173 000,00	
2182	Matériel de transport	82 400,00		82 400,00	
2183	Matériel de bureau et matériel informatique	41 700,00		41 700,00	
2184	Mobilier	18 400,00		18 400,00	
310	Stocks de matières premières	28 100,00		28 100,00	
355	Stocks				
701	Ventes de produits finis		873 100,00		873 100,00
707	Ventes de marchandises		681 900,00		681 900,00
	TOTAUX	3 482 600,00	3 482 600,00	2 314 700,00	2 314 700,00

La balance indique la situation de tous les comptes à un moment donné et permet le contrôle de la bonne application du principe de la partie double.

Total des sommes débitées = Total des sommes créditées

Total des soldes débiteurs = Total des soldes créditeurs

Si ces égalités ne sont pas respectées, une ou plusieurs erreurs ont été commises et il convient de les rechercher. Il faut toutefois noter que si la balance ne permet pas de détecter les erreurs d'imputation ou celles qui se compensent, elle reste un document de contrôle indispensable de la comptabilité.

CHAPITRE 7

DE LA BALANCE À LA DÉTERMINATION DU RÉSULTAT

LE RÉSULTAT

Dans une balance, les comptes qui présentent un **solde débiteur** sont :
- soit des comptes d'actif du bilan,
- soit des comptes de charges.

Les comptes qui ont un **solde créditeur** sont :
- soit des comptes de passif du bilan,
- soit des comptes de produits.

Et comme le total des soldes débiteurs est égal au total des soldes créditeurs, la balance par soldes peut se schématiser comme suit :

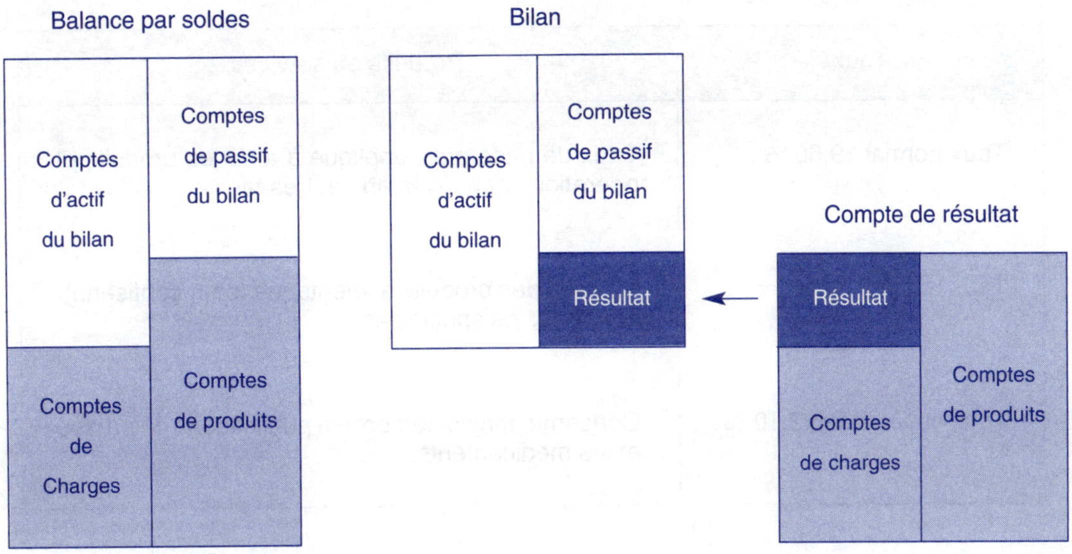

La différence entre les produits et les charges détermine le **résultat** de l'activité de l'entreprise. Le **compte de résultat** regroupe, classés dans l'ordre des numéros du Plan comptable, les comptes de **charges** et de **produits**.

Au **débit** sont reportés les **soldes** des comptes de **charges** et au **crédit** les **soldes** des comptes de **produits**. Le solde du compte constitue le résultat :

Si Produits > Charges, le résultat est un **bénéfice**

Le bénéfice s'inscrit au débit du compte de résultat pour l'équilibrer.

Si Produits < Charges, le résultat est une **perte**

La perte s'inscrit au crédit du compte de résultat pour l'équilibrer.

Le résultat se détermine par le compte de résultat et se vérifie par le bilan.

CHAPITRE 9

LA T.V.A.

La **valeur ajoutée** par une entreprise est égale à la différence entre le prix de vente de sa production et le coût des consommations nécessaires à cette production.

Valeur ajoutée = Prix de vente – Coût d'achat des biens et services

La valeur ajoutée est soumise à une taxe due à l'État appelée **T.V.A.** (Taxe sur la Valeur Ajoutée). Il existe plusieurs taux de T.V.A. selon la catégorie des produits ou des services vendus.

Le montant de la T.V.A. s'obtient en multipliant le montant H.T. (Hors Taxes) d'un produit par le taux défini par la réglementation fiscale.

Les taux les plus courants sont les suivants :

Taux	Produits ou services
Taux normal 19,60 %	Taux de base qui s'applique à tous les produits et opérations non taxés aux autres taux.
Taux réduit 5,50 %	Majorité des produits alimentaires (sauf confiserie), les livres, les spectacles…
Taux super réduit 2,10 %	Concerne principalement les publications de presse et les médicaments.

L'entreprise ne calcule pas directement la valeur ajoutée de chaque produit pour déterminer le montant de la T.V.A. à payer à l'État. Ce calcul s'effectue périodiquement par différence entre la T.V.A. sur les ventes et la T.V.A. sur les achats.

T.V.A. due à l'État = T.V.A. sur les ventes – T.V.A. sur les achats

D'où l'obligation fiscale de mentionner sur chaque facture le montant de la T.V.A. qui vient s'ajouter au montant H.T. (Hors Taxes) pour donner le montant T.T.C. (Toutes taxes comprises) qui constitue le **Net à payer**.

Pour toute entreprise :

La T.V.A. notée sur ses factures de ventes correspond à la T.V.A. payée par les clients et collectée par l'entreprise pour le compte de l'État.

Elle représente pour l'entreprise la **T.V.A. collectée**.

La T.V.A. notée sur les factures d'achat représente la T.V.A. payée par l'entreprise aux fournisseurs.

Elle correspond pour l'entreprise à la **T.V.A. déductible**.

CHAPITRE 10

LES FACTURES D'ACHATS

Le plan comptable classe les achats en fonction de leur nature et de leur destination.

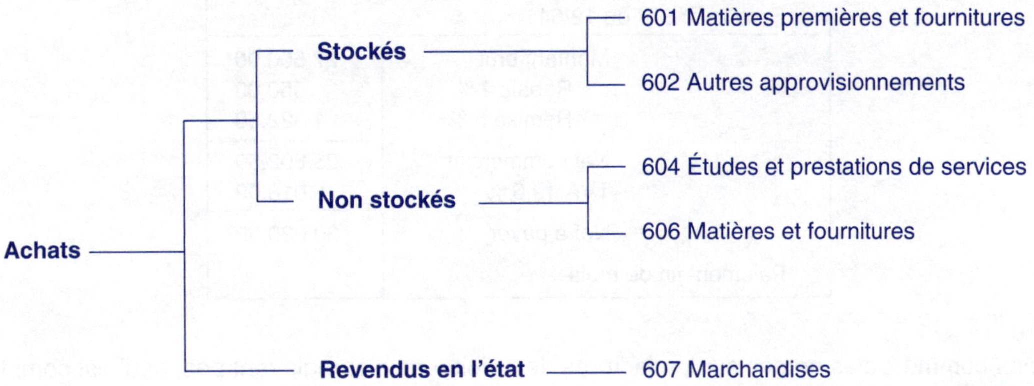

Les factures d'achats sont comptabilisées par le client le jour de leur réception.

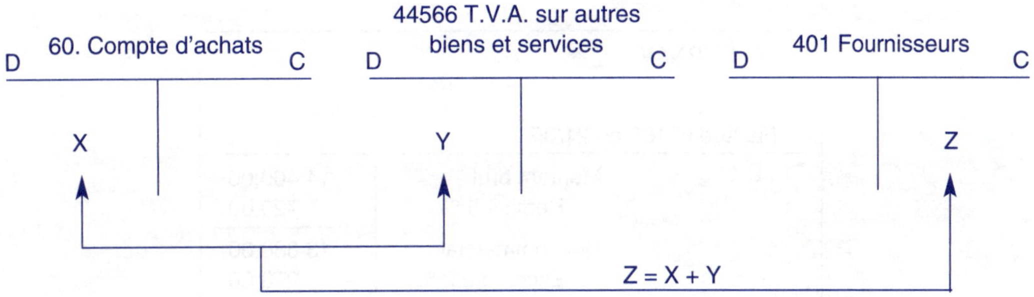

Les achats représentent une charge. Un compte d'achat est débité pour le montant H.T.

La T.V.A. déductible est débitée.

Le montant T.T.C. correspondant à la dette est crédité.

Le règlement est enregistré par le client le jour du paiement.

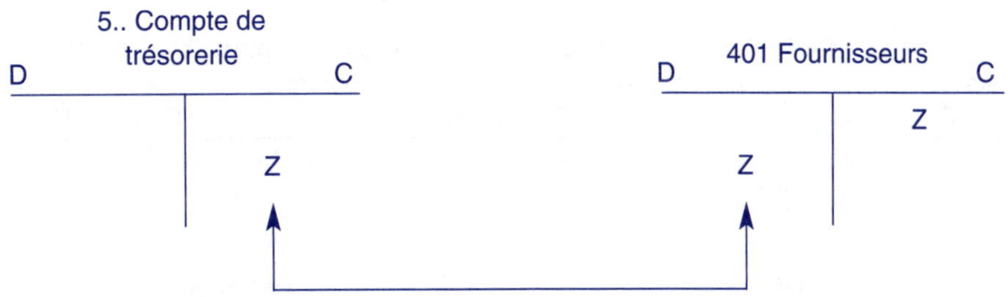

Le paiement au fournisseur entraîne une diminution des avoirs. Un compte de trésorerie est alors crédité.

La dette envers le fournisseur est éteinte. Le compte est débité.

Des **réductions** liées aux conditions de vente peuvent être accordées au client par le fournisseur. Il s'agit de **réductions à caractère commercial** parmi lesquelles on distingue :

– le **rabais** : réduction exceptionnelle accordée pour un défaut de qualité ou de conformité du produit,

– la **remise** : réduction habituelle accordée en raison de la fidélité du client, de la quantité achetée, etc.

– la **ristourne** : réduction de fin d'année, le plus souvent calculée sur l'ensemble des achats de la période prise en compte.

Une ou plusieurs réductions commerciales peuvent figurer sur la facture. Elles s'appliquent successivement pour déterminer le **net commercial**.

Ets NORDET Facture n° 374 du 12/04	**Doit** Sté VALBOIS
Montant brut	27 500,00
Rabais 2 %	– 550,00
Remise 5 %	– 1 322,50
Net commercial	25 602,50
TVA 19,6 %	5 018,09
Net à payer	30 620,59
Paiement fin de mois	

Les réductions commerciales notées sur les factures de « doit » ne s'enregistrent pas, seul est comptabilisé par le client le net commercial.

Une réduction à caractère financier appelée **escompte de règlement** peut être accordée au client qui paie comptant ou dans des délais convenus. L'escompte est calculé par le fournisseur et vient en déduction du montant brut H.T. ou du net commercial si la facture comporte des réductions à caractère commercial.

Sté DURNAV Facture n° 168 du 21/05	**Doit** Sté VALBOIS
Montant brut	14 400,00
Remise 5 %	– 720,00
Net commercial	13 680,00
Escompte 2 %	– 273,00
	13 406,40
TVA 19,6 %	2 627,65
Net à payer	16 034,05
Date de règlement : 25/05	

L'escompte de règlement par son caractère financier n'intéresse pas les comptes d'achats et s'enregistre **toujours** séparément. Son montant, qui représente pour le client un produit financier, s'enregistre au crédit du compte *765 Escomptes obtenus*.

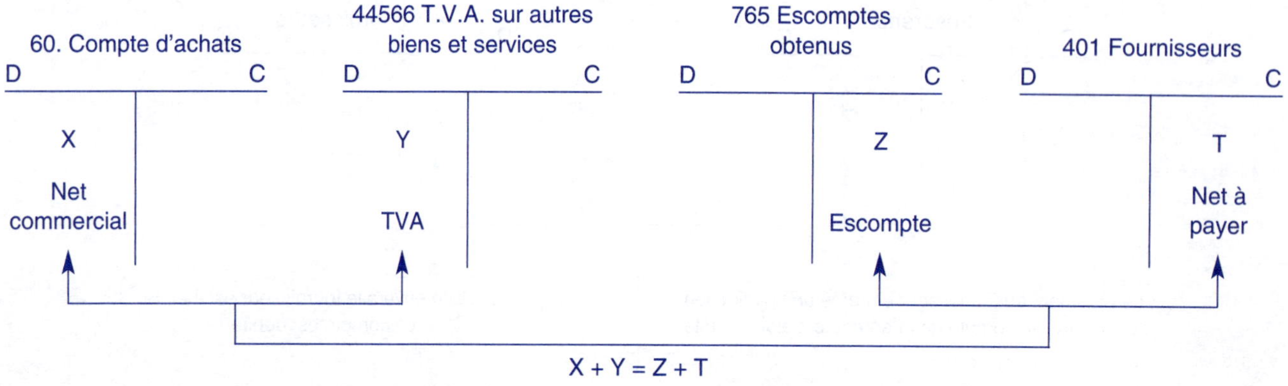

LES FACTURES DE SERVICES EXTÉRIEURS

Le Plan comptable classe les services extérieurs en fonction de leur nature.

Autres charges externes

- **Services extérieurs**
  - 613 Locations
  - 615 Entretien et réparations
  - 616 Primes d'assurances
  - 617 Études et recherches
- **Autres services extérieurs**
  - 622 Rémunérations d'intermédiaires et honoraires
  - 623 Publicité, publications, relations publiques
  - 624 Transports de biens et transports collectif du personnel
  - 625 Déplacements, missions et réceptions
  - 626 Frais postaux et frais de télécommunications
  - 627 Services bancaires et assimilés

Les factures de services extérieurs sont comptabilisées par le client le jour de leur réception.

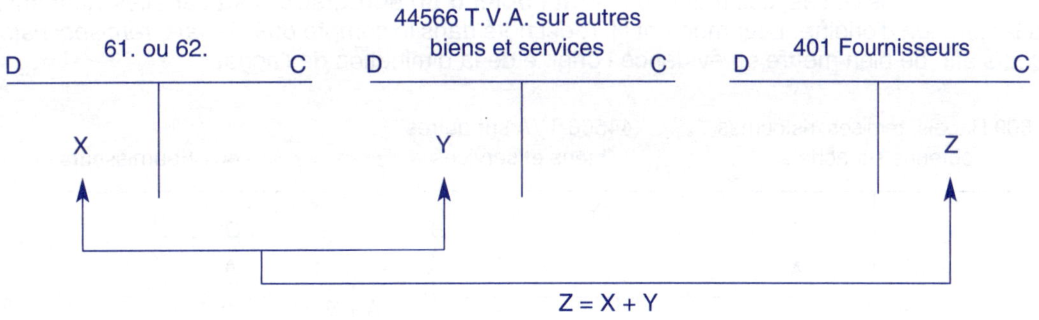

Les services extérieurs sont débités pour le montant H.T.	La T.V.A. déductible est débitée.	Le montant T.T.C. correspondant à la dette est crédité.

Le règlement est enregistré par le client le jour du paiement.

Le règlement entraîne une diminution des avoirs. Un compte de trésorerie est alors crédité.	La dette envers le fournisseur est éteinte. Le compte est débité.

CHAPITRE 12

LES FACTURES D'AVOIR REÇUES

Lors d'un retour de marchandises le fournisseur rédige et envoie au client une facture appelée **facture d'avoir**. Dans ce cas, la facture d'avoir constate pour le client une **diminution** de :

- l'achat H.T.
- la T.V.A. déductible,
- la dette envers le fournisseur.

Les sommes, qui figurent sur la facture d'avoir viennent en diminution des sommes déjà imputées lors de la comptabilisation de la facture de doit. Mais comme en comptabilité, il est impossible de soustraire une somme d'une autre, la facture d'avoir s'enregistre en utilisant, **en sens contraire**, les comptes déjà employés pour comptabiliser la facture initiale.

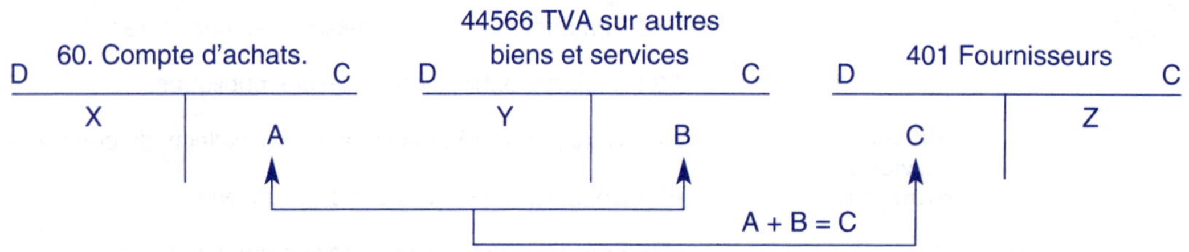

Dans le cas où une facture de « doit » comportait un escompte de règlement, la facture d'avoir relative à un retour de marchandises doit tenir compte de cette réduction financière. Les comptes concernés pour l'enregistrement de la facture d'avoir sont identiques à ceux de la facture initiale, mais fonctionnent en sens contraire.

Des réductions commerciales peuvent être accordées au client, après l'établissement de la facture de doit, sur une facture d'avoir. Dans ce cas, ces réductions **font l'objet d'un enregistrement** car elles viennent modifier les effets de la facturation d'origine. Leur montant H.T. est noté dans le compte *609 Rabais, remises, ristournes obtenus sur achats* afin de bien mettre en évidence l'origine de la diminution de l'achat.

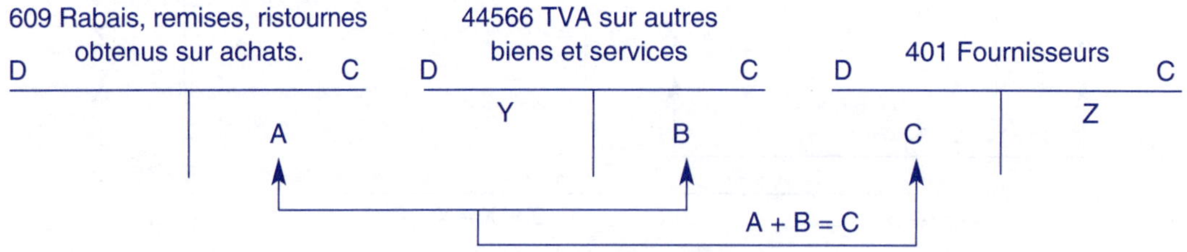

Un fournisseur peut accorder une réduction financière à un client après l'établissement d'une facture. Dans ce cas, il lui fait parvenir une facture d'avoir dont les montants traduisent les modifications entraînées par cette réduction. Cette facture constate pour le client, en référence à la facture initiale :

- un produit financier,
- la diminution de la T.V.A. déductible,
- la diminution de la dette envers le fournisseur.

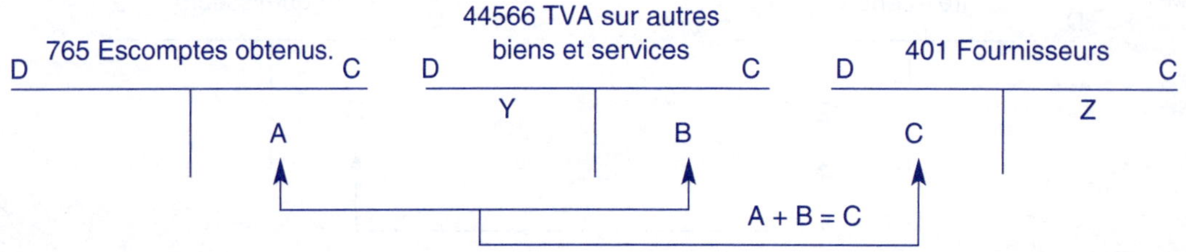

Les factures d'avoir sont comptabilisées le jour de leur réception.

CHAPITRE 13

LES RÈGLEMENTS

- La pièce comptable justificative du paiement d'une dette est différente selon le mode de règlement.

	Mode de règlement		Pièce justificative
Paiement d'une dette	En espèces		**Pièce de caisse**
	Par chèque	Bancaire	**Souche de chèque**
		Postal	**Souche de chèque**
	Par virement		**Avis de débit**
	Par carte de crédit		**Facture de carte de crédit**
	Par effets de commerce		*Étude au chapitre suivant*

- Lors d'un paiement en espèces, il y a lieu de distinguer deux cas :

1) le règlement correspond à une facture déjà enregistrée et la pièce de caisse justifie son paiement.

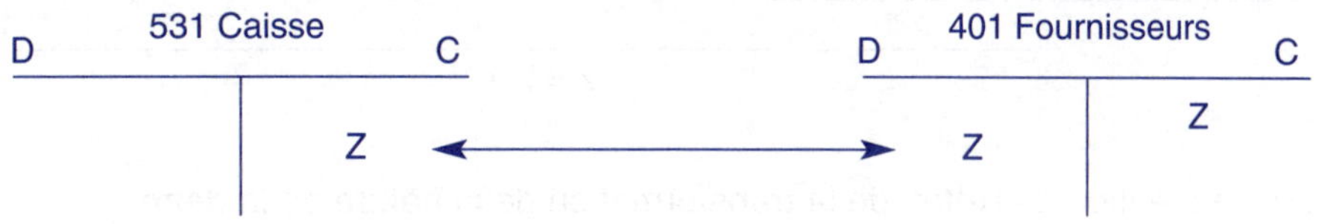

2) le règlement ne correspond pas à une dette déjà enregistrée et la pièce de caisse est à la fois justificatif du paiement et de la charge qui, dans ce cas, n'est pas assujettie à la T.V.A.

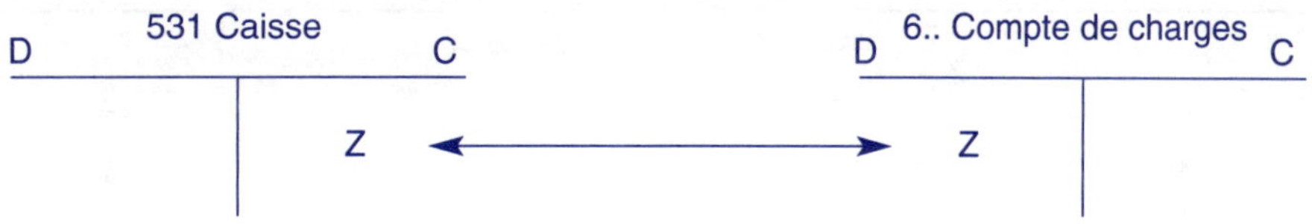

- En cas de paiement par chèque ou virement, le règlement correspond à une dette déjà enregistrée. Le compte *401 Fournisseurs* est débité du montant du règlement par un compte *512 Banque* ou *514 Chèques postaux.*

- En cas de paiement par carte bancaire, deux cas peuvent se présenter :

– le règlement correspond à une facture déjà enregistrée et la facture carte de crédit justifie son paiement T.T.C. Le compte *401 Fournisseurs* est débité du montant du règlement par le compte *512 Banque.*

– le règlement ne correspond pas à une dette déjà enregistrée et la facture carte de crédit est à la fois justificatif de la dette T.T.C. et de son paiement. Il y a lieu de calculer le montant de la T.V.A. pour l'imputer au débit du compte de T.V.A. déductible.

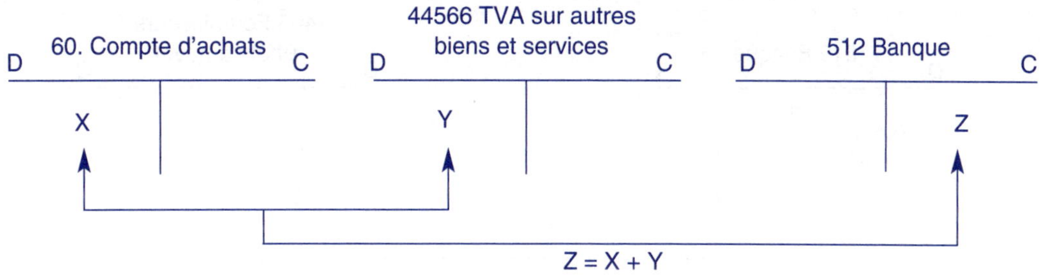

LES EFFETS À PAYER

Lorsqu'un fournisseur accorde des délais de paiement à un client, il matérialise le crédit ainsi consenti par un **effet de commerce** dont le paiement est fixé à une date déterminée par l'échéance.

Pour le client la création d'un effet de commerce n'éteint pas la dette qu'il a envers le fournisseur, celle-ci change de nature et devient une **dette exigible à terme**. La lettre de change ou le billet à ordre sont pour le tiré des **effets à payer**.

La modification de la nature de la dette est constatée en comptabilité en créditant le compte *403 Fournisseur – Effets à payer* par le débit du compte *401 Fournisseurs* pour la valeur nominale de la traite.

Enregistrement de la dette ordinaire lors de l'achat.

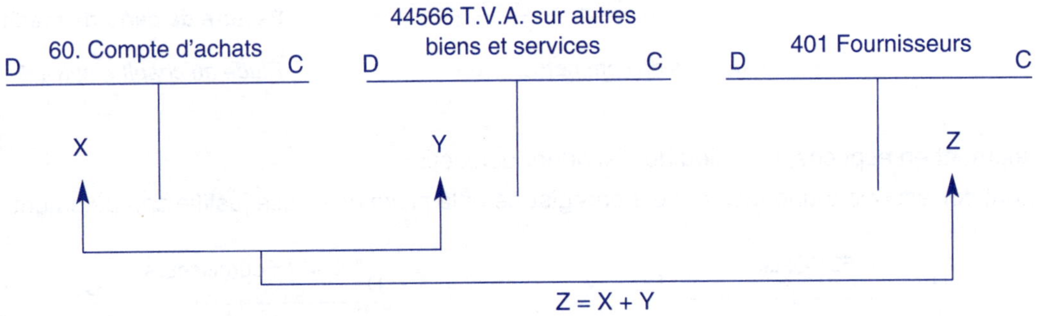

Constatation, lors de la création de l'effet, de la transformation de la nature de la dette.

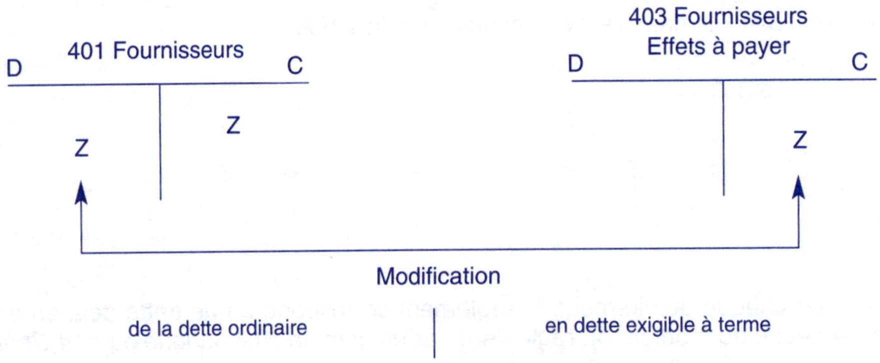

Le compte *405 Fournisseurs d'immobilisations – Effets à payer* est utilisé dans le cas où la dette initiale a pour objet l'acquisition d'une immobilisation.

À l'échéance, le tiré par l'intermédiaire de sa banque paie l'effet de commerce.

À réception de l'avis de débit, il enregistre le règlement et l'extinction de la dette. Il ne supporte aucun frais.

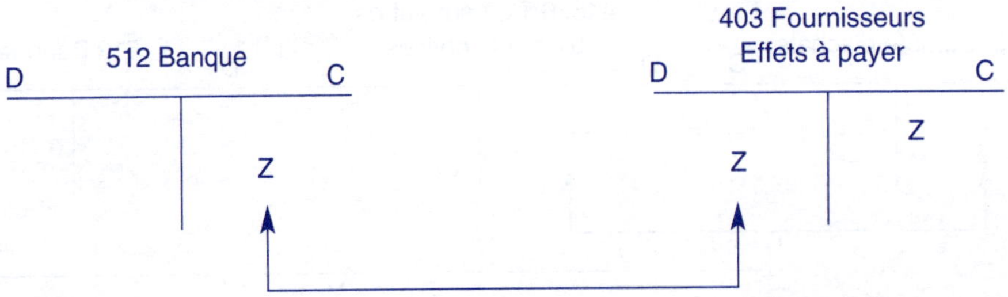

CHAPITRE 16

LES FACTURES DE VENTES

➤ Le Plan comptable classe les ventes en fonction de leur nature.

Ventes		
	Produits fabriqués	701 Ventes de produits finis
	Prestations de services	706 Prestations de services
	Marchandises	707 Ventes de marchandises
	Activités annexes	708 Produits des activités annexes

➤ Les factures de ventes sont comptabilisées par le fournisseur le jour de leur création.

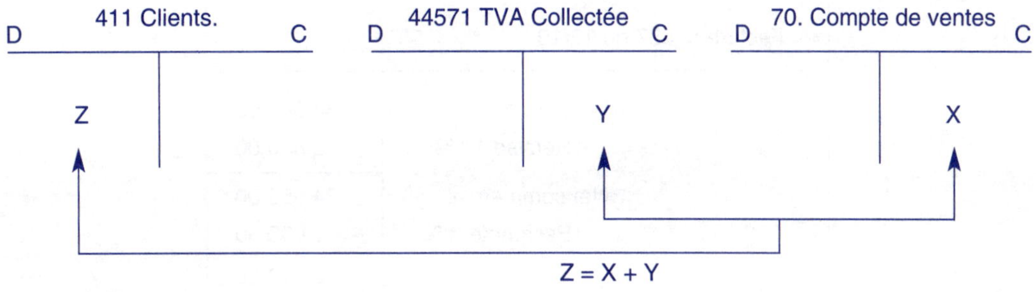

Le montant T.T.C. correspondant à la créance est débité	La T.V.A. collecté est débitée.	Les ventes constituent un produit. Un compte de ventes est crédité pour le montant H.T.

➤ Le règlement est enregistré par le fournisseur le jour de son entrée en trésorerie.

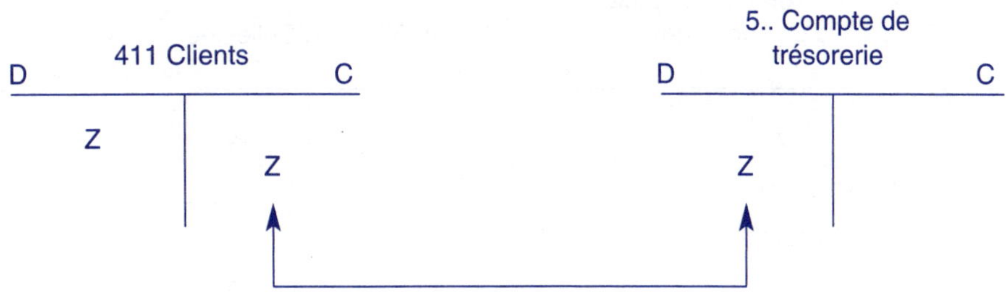

La créance du client s'éteint. Le compte est crédité.	Le paiement du client augmente les avoirs. Un compte de trésorerie est alors débité.

Les **réductions commerciales** (Rabais, Remises ou Ristourne) notées sur les factures de « doit » ne sont pas comptabilisées. La facture s'enregistre comme une facture de vente habituelle, mais le compte de ventes concerné est seulement crédité pour le **net commercial**.

Sté XANTHOS

Doit
Sté JAFFAR

Facture n° 536 du 14/09

Montant brut	9 640,00
Rabais 5 %	– 482,00
Remise 10 %	– 915,80
Net commercial	8 242,20
TVA 19,6 %	1 615,47
Net à payer	9 857,67
Paiement fin de mois	

Une réduction à caractère financier appelée **escompte de règlement** peut être accordée au client qui paie comptant ou dans des délais convenus. L'escompte est calculé par le fournisseur et vient en déduction du montant brut H.T. ou du net commercial si la facture comporte des réductions à caractère commercial.

Sté XANTHOS

Doit
Ets BYBUS

Facture n° 887 du 12/10

Montant brut	38 500,00
Remise 10 %	– 3 850,00
Net commercial	34 650,00
Escompte 3 %	– 1 039,50
	33 610,50
TVA 19,6 %	6 587,66
Net à payer	40 198,16
Date de règlement : 15/10	

L'escompte de règlement par son caractère financier n'intéresse pas les comptes de ventes et s'enregistre **toujours** séparément. Son montant, qui représente pour le fournisseur une charge financière, s'enregistre au débit du compte *665 Escomptes accordés.*

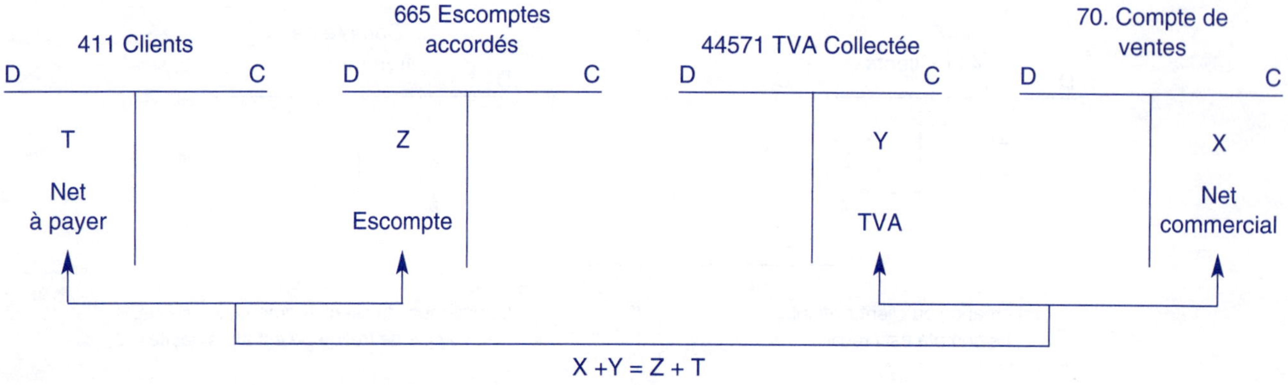

CHAPITRE 17

LES FACTURES D'AVOIR ENVOYÉES

En cas de retour de marchandises le fournisseur rédige et envoie à son client une **facture d'avoir** qui constate pour le fournisseur une **diminution** de :

- la vente H.T.
- la T.V.A. collectée,
- la créance sur le client.

Les sommes, qui figurent sur la facture d'avoir, viennent en diminution des sommes déjà imputées lors de l'enregistrement de la facture de doit. La facture d'avoir s'enregistre en utilisant, en **sens contraire**, les comptes déjà employés pour comptabiliser la facture initiale.

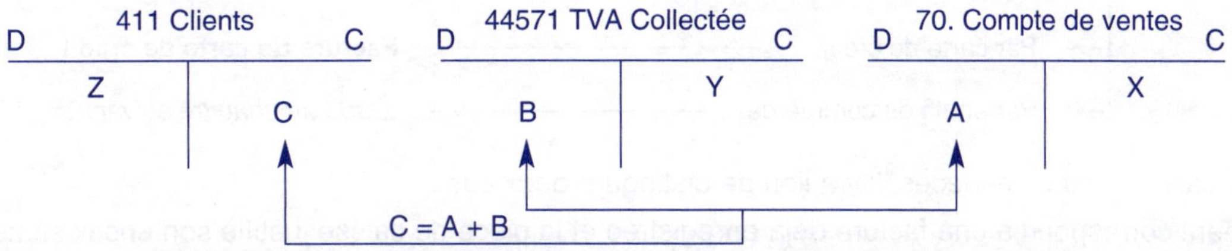

Dans le cas, où une facture de doit comportait un escompte de règlement, la facture d'avoir relative à un retour de marchandises doit tenir compte de cette réduction financière. Les comptes concernés pour l'enregistrement de la facture d'avoir sont identiques à ceux de la facture initiale, mais fonctionnent en sens contraire.

Des réduction à caractère commercial peuvent être accordées par le fournisseur, après établissement de la facture de doit, sur une facture d'avoir. Dans ce cas, ces réductions **font l'objet d'un enregistrement** car elles viennent modifier les effets de la facturation d'origine. Leur montant H.T. est noté dans le compte *709 Rabais, remises, ristournes accordés par l'entreprise* afin de bien mettre en évidence l'origine de la diminution de la vente.

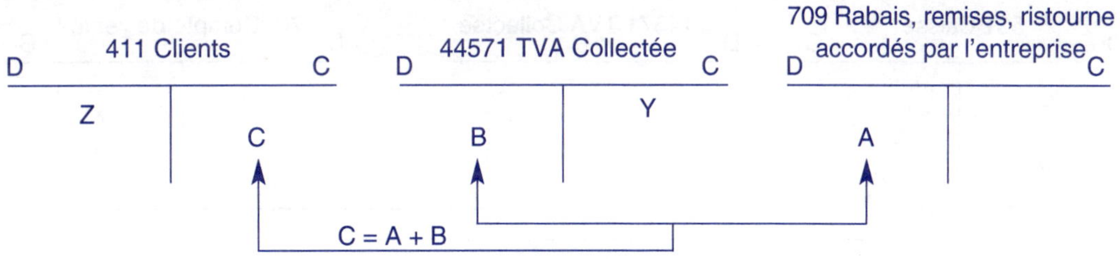

Un fournisseur peut accorder une réduction financière à un client après l'établissement d'une facture. Dans ce cas, il lui fait parvenir une facture d'avoir dont les montants traduisent les modifications entraînées par cette réduction. Cette facture constate pour le fournisseur en référence à la facture initiale :

- une charge financière,
- la diminution de la T.V.A. collectée,
- la diminution de la créance sur le client.

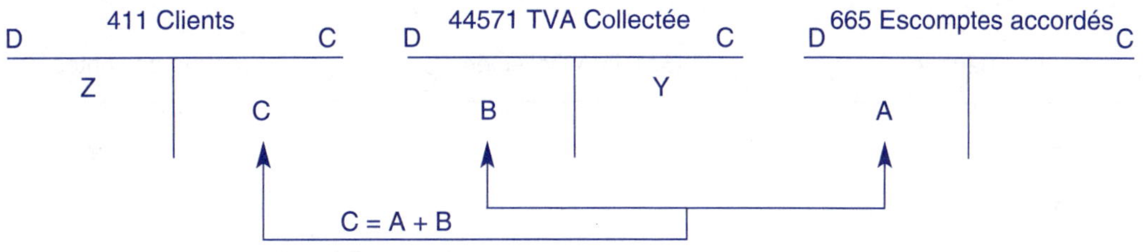

Les factures d'avoir sont comptabilisées le jour de leur établissement.

CHAPITRE 18

LES ENCAISSEMENTS

La pièce comptable justificative de l'encaissement d'une créance est différente selon le mode de règlement.

	Mode de règlement		Pièce justificative
Encaissement d'une créance	En espèces		**Pièce de caisse**
	Par chèque	Remis en banque	**Bordereau de remise de chèques**
		Remis aux C.C.P.	**Bordereau de remise de chèques**
	Par virement		**Avis de crédit**
	Par carte de crédit		**Facture de carte de crédit**
	Par effets de commerce		*Étude au chapitre suivant*

Lors d'un encaissement en espèces, il y a lieu de distinguer deux cas :

1) le règlement correspond à une facture déjà enregistrée et la pièce de caisse justifie son encaissement.

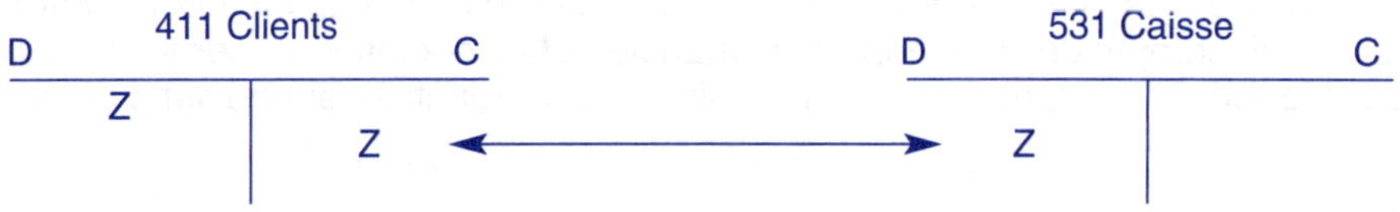

2) le règlement ne correspond pas à une créance déjà enregistrée et la pièce de caisse est à la fois justificatif de l'encaissement du montant T.T.C. et la constatation du produit. Il y a lieu de calculer le montant de la T.V.A. pour l'imputer au débit du compte de T.V.A. collectée.

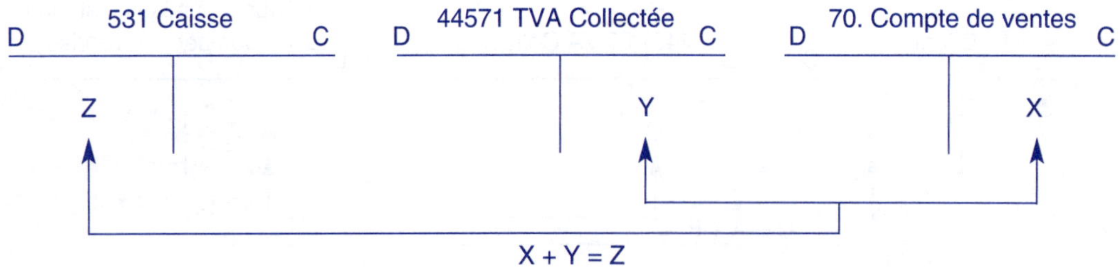

En cas de paiement par chèque ou virement, le règlement correspond à une créance déjà enregistrée. Le compte *411 Clients* est crédité du montant de l'encaissement par un compte *512 Banque* ou *514 Chèques postaux.*

Le paiement par carte bancaire de la part d'un client ne correspond généralement pas à une dette déjà enregistrée. La facture carte de crédit est à la fois un justificatif de la créance T.T.C. et de son paiement. Il y a lieu de calculer le montant de la T.V.A. pour l'imputer au crédit du compte de T.V.A. collectée.

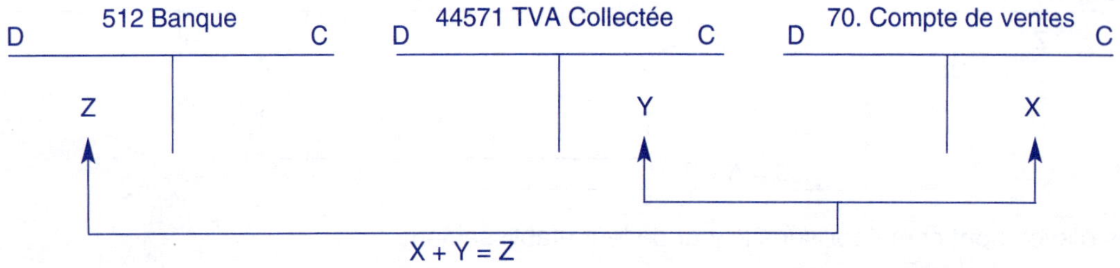

CHAPITRE 19

LES EFFETS À RECEVOIR

Lorsqu'un fournisseur accorde des délais de paiement à un client, il matérialise le crédit ainsi consenti par un effet de commerce dont le paiement est fixé à une date déterminée par l'échéance.

Pour le tireur la création d'un effet de commerce n'éteint pas la créance mais change sa nature. De créance ordinaire, elle devient **mobilisable**. Cette transformation se traduit dès l'entrée en portefeuille.

Enregistrement de la créance ordinaire lors de la vente.

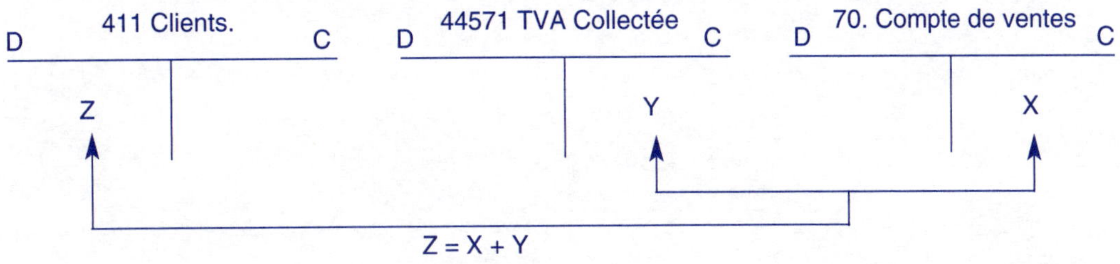

Constatation de la transformation de la créance lors de l'entrée en portefeuille.

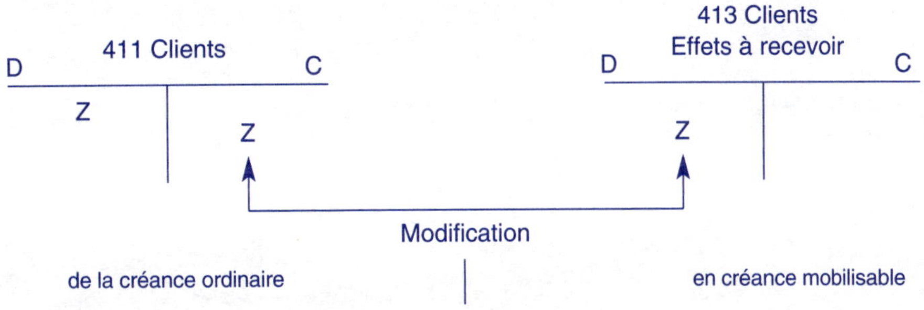

Quelques jours avant l'échéance, le porteur endosse la traite domiciliée et la remet à sa banque qui se charge de l'encaisser auprès de la banque du tiré. Pendant cette période, l'effet n'est plus en portefeuille mais n'est pas encore encaissé. Cette situation est constatée par le compte *5113 Effets à l'encaissement.*

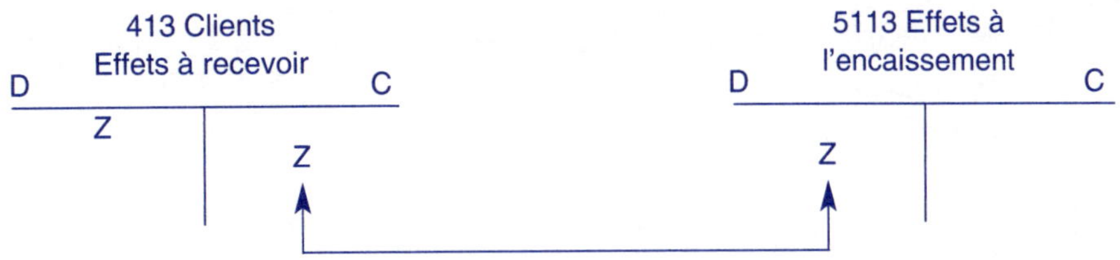

Après le paiement de l'effet, le bénéficiaire reçoit de sa banque un avis de crédit. Cet avis l'informe de l'encaissement de la traite, des montants retenus au titre de la commission d'encaissement et de la T.V.A. sur commission. La différence constituant la valeur nette versée.

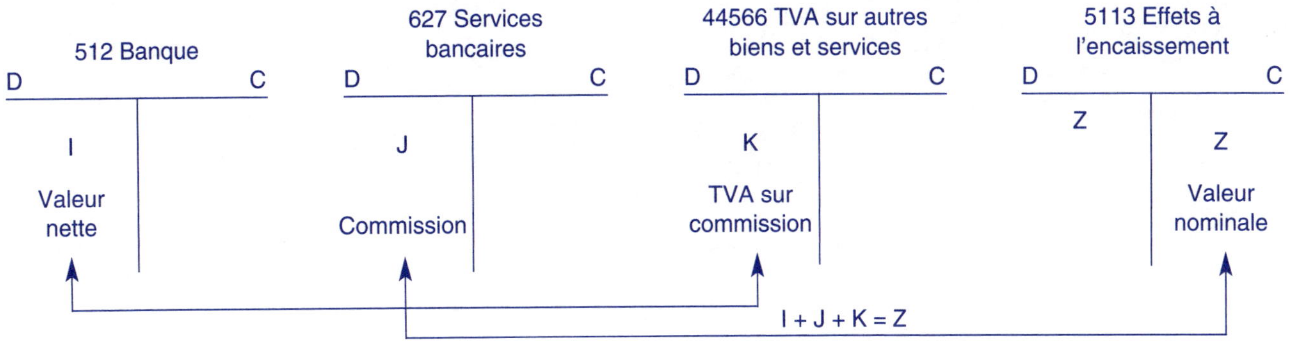

CHAPITRE 21

LA VARIATION DES STOCKS

Au cours de l'exercice, l'entreprise achète des matières premières, des approvisionnements et des marchandises, mais utilise également les stocks en sa possession au début de l'exercice.

La **variation** des stocks, qui résulte de cette utilisation, a une influence sur le résultat. En effet, l'inventaire de chacun de ces stocks, effectué en fin d'exercice, peut mettre en évidence par rapport au **stock initial** correspondant :

- une **diminution** de la valeur du stock.
  Cette diminution, qui correspond à une utilisation du stock, appauvrit le patrimoine de l'entreprise. Elle est assimilée à une **charge** car elle réduit le résultat.
- ou une **augmentation** de la valeur du stock.
  Cette augmentation, qui correspond à un accroissement du stock, enrichit le patrimoine de l'entreprise. Elle est assimilée à une **réduction de charge** car elle augmente le résultat.

En fin d'exercice, la **constatation** de la variation des stocks de matières premières, des autres approvisionnements ou de marchandises nécessite l'utilisation de deux catégories de comptes :

un compte d'actif :	un compte de charges :
3.. Stocks	*603. Variation des stocks*

Soit, pour le stock concerné :

31. Stocks de matières premières	*6031. Variation des stocks de matières premières*
32. Stocks des autres approvisionnements	*6032. Variation des stocks des autres approvisionnements*
37. Stocks de marchandises	*6037. Variation des stocks de marchandises*

Les écritures d'inventaire constatant la variation de ces stocks s'effectuent en deux temps :

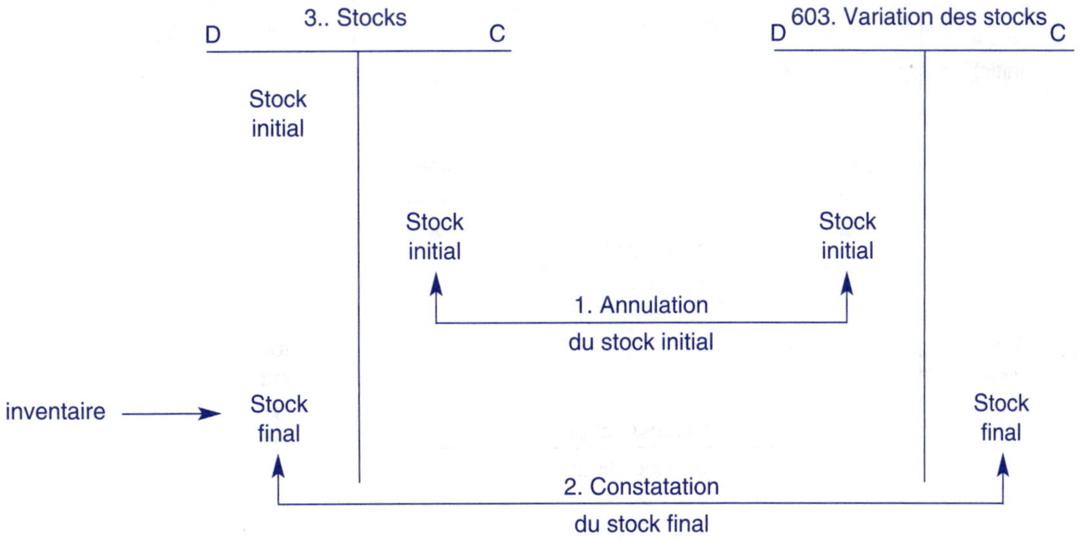

Le solde du compte *3.. Stocks* représente la valeur d'inventaire du stock final	Solde du compte *603. Variation des stocks* si débiteur = charge si créditeur = réduction des charges

Dans le cas où l'entreprise exerce une activité de production, celle-ci vend des produits fabriqués au cours de l'exercice mais aussi ceux disponibles en stocks au début de l'exercice.

La **variation** des stocks, qui résulte de cette utilisation, a une influence sur le résultat. En effet, l'inventaire de chacun de ces stocks, effectué en fin d'exercice, peut mettre en évidence par rapport au **stock initial** correspondant :

– une **augmentation** de la valeur du stock.

Cette augmentation, qui correspond à un accroissement du stock, enrichit le patrimoine de l'entreprise. Elle est assimilée à un **produit** car elle augmente le résultat.

– ou une **diminution** de la valeur du stock.

Cette diminution, qui correspond à une utilisation du stock, appauvrit le patrimoine de l'entreprise. Elle est assimilée à une **réduction des produits** car elle réduit le résultat.

En fin d'exercice, la **constatation** de la variation des stocks de produits nécessite l'utilisation de deux catégories de comptes :

un compte d'actif :	un compte de charges :
35. Stocks de produits	*7135.. Variation des stocks de produits*

Soit, pour le stock concerné :

351 Stocks de produits intermédiaires	*71351 Variation des stocks de produits intermédiaires*
355 Stocks de produits finis	*71355 Variation des stocks de produits finis*
358 Stocks de produits résiduels	*71358 Variation des stocks de produits résiduels*

Les écritures d'inventaire constatant la variation de ces stocks s'effectuent en deux temps :

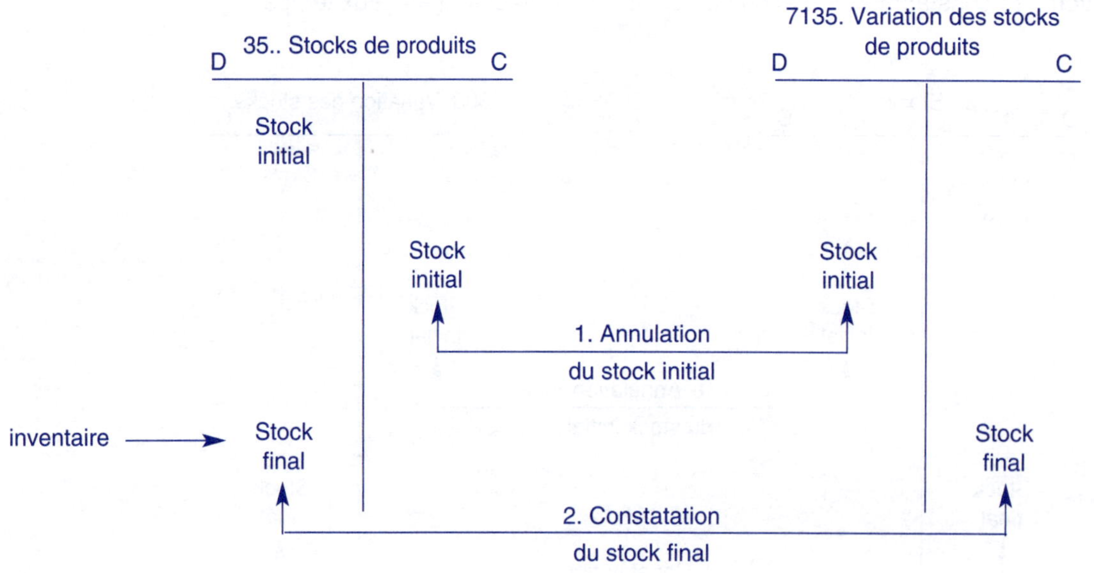

Le solde du compte
35. Stocks de produits
représente la valeur d'inventaire du stock final

Solde du compte
7135. Variation des stocks de produits
si créditeur = produit
si débiteur = réduction des produits

CHAPITRE 22

L'AMORTISSEMENT DES IMMOBILISATIONS

À partir du 1er janvier 2005, les règles relatives à la comptabilisation des immobilisations et de leurs amortissements ont été modifiées. Ces changements portent essentiellement sur :

- l'évaluation des immobilisations,
- la prise en compte de la dépréciation des immobilisations,
- la détermination des amortissements et leur mode de calcul.

Concernant l'évaluation des immobilisations, le Plan comptable général (PCG) précise qu'une immobilisation correspond à un actif détenu par l'entreprise dont l'utilisation va au-delà de l'exercice en cours. Cet actif pouvant être utilisé, soit dans la production ou la fourniture de biens et services, soit à des fins administratives.

Quant à la prise en compte de la dépréciation des immobilisations, le PCG indique qu'un actif amortissable est un actif dont l'utilisation par l'entreprise est déterminable. C'est-à-dire lorsque l'usage du bien en question est limité dans le temps en raison de critères physiques (usure), techniques (obsolescence), etc... La prise en compte de cette utilisation correspond à l'amortissement. Celui-ci ne se définit plus comme la répartition du coût du bien sur sa durée probable d'utilisation, mais « *se mesure par **la consommation des avantages économiques attendus de l'actif*** ». (nouvel article 322-1.2 du PCG).

En conséquence, le plan d'amortissement d'une immobilisation devient donc la traduction de la répartition de sa valeur amortissable **selon le rythme** de consommation des avantages économiques attendus de cet actif par l'entreprise. Il est établi à la date d'entrée du bien à l'actif et les éléments nécessaires à son élaboration sont les suivants :

- la base amortissable du bien

Le montant amortissable d'un actif est sa valeur brute HT (valeur d'entrée dans le patrimoine) sous déduction de sa valeur résiduelle HT (valeur que l'entreprise obtiendrait de la cession de l'actif sur le marché à la fin de son utilisation).

Base amortissable = Valeur brute HT – Valeur résiduelle HT

- la durée et le rythme de consommation des avantages économiques

Pour chaque type de bien amortissable, l'entreprise détermine sa durée d'utilisation. Cette détermination est propre à chaque entreprise.

- la méthode retenue pour traduire la consommation des avantages économiques

Elle doit permettre de traduire au mieux le rythme de consommation des avantages économiques attendus de l'actif par l'entreprise.

Ce mode d'amortissement est appliqué de manière constante pour tous les actifs de même nature ayant des conditions d'utilisations identiques. Cette consommation attendue peut être déterminée, soit :

– en unités d'œuvre (UO)

Lorsque ces dernières reflètent plus précisément le mode, le rythme de consommation des avantages attendus de l'actif : nombre de kilomètres parcourus, de pièces produites, de matières consommées, d'heures de fonctionnement de machines, etc... La répartition se fait proportionnellement selon le nombre d'unités d'œuvre de l'année sur le nombre d'unités d'œuvre totales prévues.

Prenons le cas par exemple, d'une entreprise qui a acquis un camion pour une valeur de 45 000 euros et pense qu'il pourra parcourir 200 000 km sur une durée de 4 ans. Elle va établir une prévision annuelle du rythme des avantages attendus par cette immobilisation (ici les kilomètres parcourus).

Kilométrage prévisionnel				
Années				Total
n	n + 1	n + 2	n + 4	
30 000	60 000	50 000	60 000	200 000

Cette prévision lui sert de base pour établir le plan d'amortissement du camion. Le calcul des annuités d'amortissement se fera donc **au prorata** des kilomètres parcourus. Ainsi, la première annuité sera égale à :

$$\frac{30\,000}{200\,000} \times 45\,000 = 6\,750 \text{ euros}$$

– en unités de temps d'utilisation ou méthode linéaire

C'est la méthode qui s'applique à défaut d'un mode mieux adapté. Elle répartit de manière égale la consommation des avantages économiques sur la durée probable d'utilisation du bien par l'entreprise.

• la date de début des amortissements

Elle correspond à la date de début de consommation des avantages économiques qui lui sont attachés. Il s'agit en général de la date de mise en service.

Les méthodes retenues par l'entreprise en matière d'amortissement sont regroupées au sein de son guide des procédures comptables. Ces méthodes s'imposent au comptable et s'appliquent pour chaque catégorie de biens.

Voici par exemple, un extrait des méthodes préconisées en matière d'amortissement par le guide des procédures comptables d'une entreprise :

Amortissements des immobilisations				
Catégorie du bien	**Durée d'utilisation**	**Valeur résiduelle**	**Mesure de la consommation des avantages attendus**	**Méthode d'amortissement retenue**
Bâtiments	20 ans	35 % de la valeur brute	Unités de temps d'utilisation	Amortissement linéaire
Matériel industriel	7 ans	Négligeable	Heures de fonctionnement	Selon la prévision du nombre d'heures de fonctionnement
Matériel de transport	4 ans	15 % de la valeur brute	Nombre de km parcourus	Selon la prévision des km parcourus
Matériel de bureau et informatique	3 ans	Négligeable	Unités de temps d'utilisation	Amortissement linéaire

Lorsque l'amortissement calculé selon la méthode des unités d'œuvre n'est pas retenu par l'entreprise, c'est l'**amortissement linéaire** qui s'applique par défaut. Cette méthode consiste à répartir de manière égale le montant de la **base amortissable** (valeur brute – valeur résiduelle) de l'immobilisation sur le nombre d'années probable d'utilisation. L'annuité d'amortissement, qui exprime le montant de la dépréciation, est donc constante tout au long de la période d'amortissement. Elle se calcule en fonction du taux d'amortissement qui traduit en pourcentage le nombre d'années de la durée probable d'utilisation :

$$t = \frac{100}{\text{durée probable d'utilisation}}$$

ainsi, la valeur d'un bien ayant une durée probable d'utilisation de 5 ans s'amortit de 100/5 = 20, soit 20 % chaque année.

L'annuité d'amortissement s'obtient en multipliant la base amortissable par le taux d'amortissement :

Annuité d'amortissement = Base amortissable x Taux d'amortissement

Lorsque l'immobilisation est acquise en cours d'exercice, la 1re annuité est calculée « **prorata temporis** » à partir de la date de **mise en service**. La période d'amortissement comprise entre la mise en service et la date de clôture de l'exercice est comptée en jours (en prenant l'année commerciale, soit 360 jours, pour référence) et la valeur de la première annuité d'amortissement est réduite d'autant. Dans ce cas, la valeur de la dernière annuité représente le complément de la première.

Quelle que soit la méthode d'amortissement utilisée, un plan d'amortissement est établi lors de l'acquisition de l'immobilisation. Il met en évidence pour **chacun** des exercices correspondant à sa durée de vie prévisionnelle :

– **l'annuité d'amortissement** constatant la dépréciation supportée par l'exercice,
– **les amortissements cumulés** représentant la dépréciation totale depuis l'origine,
– **la valeur nette comptable** traduisant la valeur résiduelle de l'immobilisation.

En fin de chaque exercice, les amortissements viennent en diminution de la valeur d'origine du bien pour déterminer la valeur nette comptable indiquant ainsi sa valeur d'inventaire :

Valeur comptable nette = Valeur brute – Amortissements

↓ Valeur d'inventaire — ↓ valeur comptable d'origine — ↓ dépréciation depuis l'origine

Après la dernière annuité, deux cas peuvent se présenter :

- la valeur comptable nette est **égale à zéro**. C'est le cas où l'entreprise n'avait pas prévu de valeur résiduelle,
- la valeur comptable nette est **égale à la valeur résiduelle**. C'est la somme que l'entreprise avait prévu de récupérer de la revente de l'immobilisation.

Voici par exemple, le plan d'amortissement d'une machine-outil dont la durée et le rythme de consommation des avantages économiques prévus sont les suivants :

Nombre d'heures de fonctionnement prévues					
Années					Total
n	n + 1	n + 2	n + 3	n + 4	
600	800	1 200	800	600	4 000

Fiche d'immobilisation

Désignation : Machine-outil ZRT-247 Valeur brute H.T. : 45 800,00 Valeur résiduelle prévue : 800,00 Base amortissable : 45 000,00 Date d'acquisition : 01/01/n Date de mise en service : 01/01/n	Date d'inventaire : 31 décembre Durée d'utilisation prévue : 5 ans Unités de mesure de la consommation des avantages économiques attendus : Nombre d'heures de fonctionnement Taux d'amortissement (en cas de méthode linéaire) : ....

Plan d'amortissement

Exercice	Valeur Brute	Base amortissable	Amortissements		Valeur comptable nette
			Annuité	Cumul	
n	45 800,00	45 000,00	6 750,00	6 750,00	39 050,00
n+1	45 800,00	45 000,00	9 000,00	15 750,00	30 050,00
n+2	45 800,00	45 000,00	13 500,00	29 250,00	16 550,00
n+3	45 800,00	45 000,00	9 000,00	38 250,00	7 550,00
n+4	45 800,00	45 000,00	6 750,00	45 000,00	800,00

Dans ce cas, la valeur comptable nette correspond bien à la valeur résiduelle prévue par l'entreprise.

➡ L'amortissement correspond à une diminution de la valeur de l'immobilisation et sa contrepartie représente une charge pour l'entreprise. L'enregistrement de l'amortissement nécessite donc l'utilisation d'un compte de bilan et d'un compte de charge.

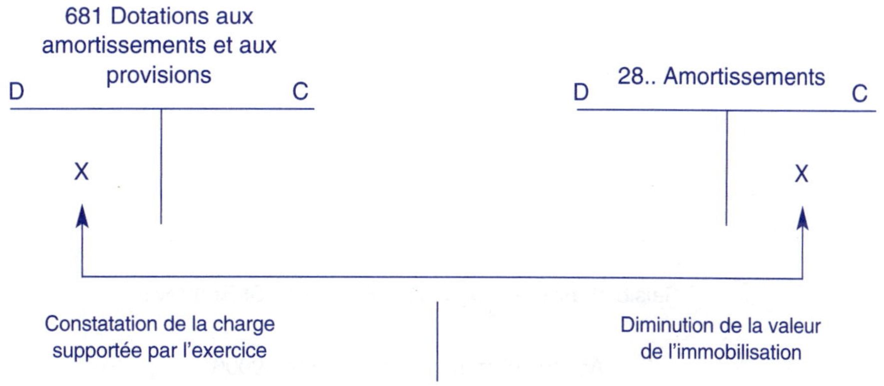

La codification des comptes d'amortissement correspond au numéro du compte de l'immobilisation concernée avec un 8 en deuxième position.

Les soldes créditeurs des comptes d'amortissement figurent à l'actif du bilan, dans une colonne distincte, et viennent en **diminution** de la valeur d'origine des immobilisations concernées. Cette différence fait ainsi apparaître la **valeur comptable nette**.

Saisie et mise en page : DESK – 53940 St-Berthevin

Achevé d'imprimer en novembre 2006

par les presses de la **N**ouvelle **I**mprimerie **L**aballery – 58500 Clamecy

Dépôt légal : novembre 2006 Numéro d'impression : 611050

Édition n° 7

Imprimé en France